がんを治した人たちが密かにやっていたこと

世界レベルの科学的検証から導き出された「統合医療」

医師 前山和宏・監修

総合科学出版

まえがき

がんは治る時代になった

「日本人の２人にひとりががんになり、３人にひとりががんで亡くなる」という某保険会社のコマーシャルをご存知でしょうか。

この数字は誇張ではありません。このコマーシャルのおかげで、というのもおかしいですが、がんの実態が広く理解されるようになりました。特に「２人にひとりががんになる」という一文。この一文によって私たちは「がんは誰でもかかる病気なんだ」と感じるようになりました。

ある程度の年齢になれば、周囲にがん経験者はいるはずです。しかしながらがんを克服し、今は元気な人も多いのではないでしょうか。

今から20年、30年前であれば、現実はもっと厳しいものだったでしょう。

一昔前までは、がんという病気は絶望と隣り合わせの、声をひそめて語らなければならない病気であったように思います。それはかつて「がんは治らない」「不治の病」というイメージがあったからです。

今はそうではありません。

「〇〇さん、がんなんですって」

「どこのがん？　胃？　腸？　それなら大丈夫なんじゃない」

といった会話が、普通に聞かれる病気になりつつあります。

もちろん風邪のように簡単にはいきません。がんでも治りにくいものもあります。発見が遅かった、再発した、転移したということになれば、確かにがんは治りにくいでしょう。

けれども、私たちは難しいがんも治る、あるいはうまく鎮静化して、安定した生活をとりもどすことができる時代であることを知っています。

医学と技術の進歩はもちろんのこと、今日は様々な補完代替療法があります。様々な方法を組み合わせて、がんを克服することができる時代なのです。

本書でご紹介するアントロキノノール含有エキスは、補完代替療法でいえばサプリメントの一種です。しかも現在、アメリカと台湾で臨床試験が進む抗がん成分から転用されたものです。従ってその薬理作用は、従来のサプリメントとは一線を画すものです。

たくさんの方ががん治療の傍《かたわ》らアントロキノノール含有エキスを使用し、よい結果を得ておられます。

がんに対して悲観的な考えを持つ必要はありません。まずそのことを認識し、いかに上手に医療を活用するかを考えましょう。

目次

第2章　がんと上手につきあっていくことの大切さ　59

薬物療法（化学療法）　100

放射線療法　114

第5章　抗がん成分から生まれたサプリメント
～アントロキノノール含有エキスの多彩な抗がん作用　185

第6章　アントロキノノール含有エキスに関するQ＆A　207

第1章

がん細胞が縮小・消失した人々

臨床試験の総改善率70％

これまで複数の国の研究者が台湾、米国及び東南アジア等の地域において、計198名の患者を対象にアントロキノノール含有エキスを経口投与し、治療効果についての観察、研究を行いました。対象となったのは肺がん、肝臓がん、前立腺がん、胆《たん》嚢《のう》がん、多発性骨髄腫など様々な患者です。

これらのがんの全てにおいて、寛解（治癒と同様の状態。がんの種類によるが5年から10年再発がなければ完全寛解と見なされる）した例がありました。198名の臨床例のうち、寛解は8名、部分寛解は119名、転移ガン寛解は12名で、総改善率は70％という結果です。

この臨床試験に参加した方たちの経過をご紹介します。

がんのタイプ	使用人数	寛解	部分寛解	転移がん寛解	改善(%)
肺がん	120	3	71	3	64
肝臓がん	31	2	18	1	68
乳がん	10	0	6	4	100
前立腺がん	6	1	2	3	100
膵臓がん	4	0	3	0	75
大腸がん	5	0	3	1	80
腎臓がん	4	0	3	0	75
胆嚢がん	4	1	0	0	25
多発性骨髄腫	2	1	1	0	100
子宮がん	2	0	2	0	100
卵巣がん	2	0	2	0	100
膀胱がん	2	0	2	0	100
リンパ腫	2	0	2	0	100
脳腫瘍	3	0	3	0	100
中皮腫	1	0	1	0	100
合計	198	8	119	12	70

症例1　肺がん

Tさん　60歳男性

大手生命保険会社の社長であるTさんは、2005年12月の定期健診を受けたところ、がんマーカーのCEAが異常な値を示していました。値は15ng／dl（基準値は5ng／dl）です。その医院で更に検査を行ったところ特に異常はなく、毎月定期健診をすることとなりました。

半年後の定期健診（2006年6月）ではがんマーカーのCEAが断続的に上昇していたので、他の病院を紹介されて受診。レントゲン撮影の結果、進行した肺がんと診断されました。

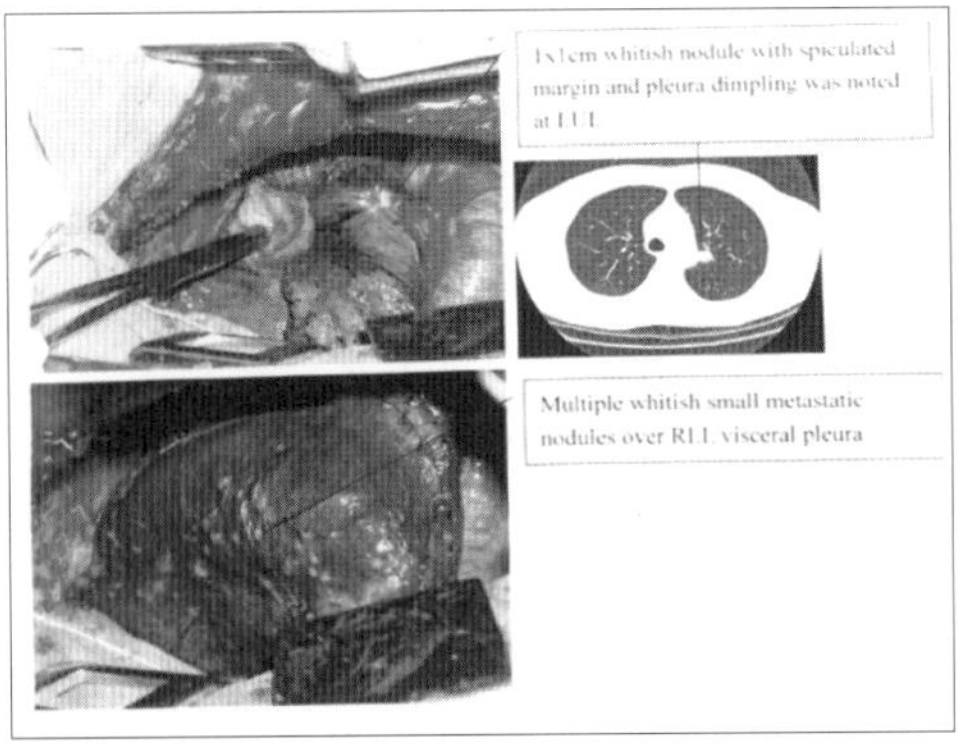

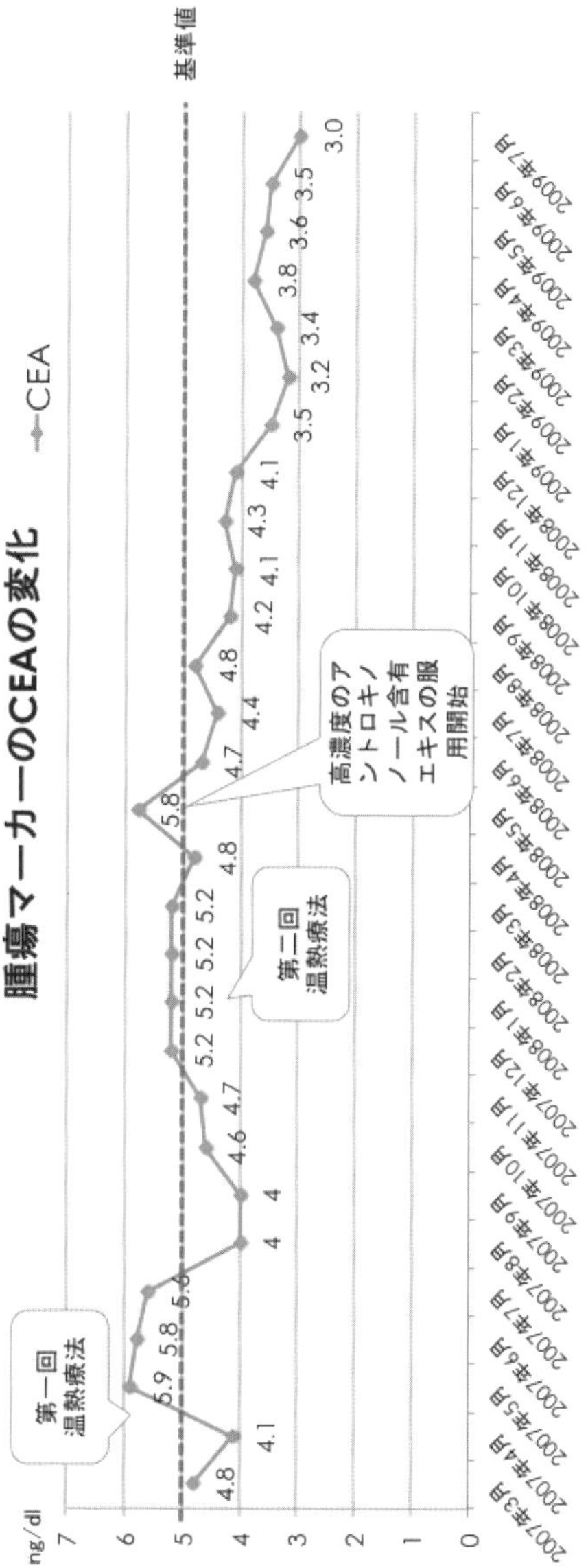

約９ヶ月間、毎日高濃度アントロキノノール含有エキスを服用、
腫瘍マーカーが連続６ヶ月 5ng/dl を下回る

緊急手術が行われ、胸を開いてみると、レントゲンで見つかった2センチメートルの2個のがんのほかに、左肺葉と胸膜に転移が見つかり、医師はなすすべがなかったということです。そして医師は家族に、余命数ヶ月と宣告しました。

２００6年7月、Tさんは化学療法を開始しました。Tさんは常に前向きで、家族、友達、同僚が見守る中、また医師の治療の下で病気をコントロールしていました。一年半、分子標的薬による治療等を受けました。しかしがんマーカーのＣＥＡの動きは激しく、がんの安定化には至りませんでした。

２００8年、Tさんは友人の医師の紹介で、アントロキノノール含有エキスの摂取を始めました。継続して摂取しながら毎月定期健診をしていたところ、病状は次第に改善されていきました。そして1年後の２００9年7月24日の検査で、がん細胞は検出されなくなりました。他の検査の数値も安定しました。

症例2　肝臓がん肺転移

Sさん　70代女性

Sさんはアントロキノノール含有エキスを服用してがんを克服した方です。Sさんの娘さんはその経験を共有したいということで、お手紙をくださいました。

Sさんは糖尿病の透析《とうせき》治療患者ですが、ある時の検査で肝臓に8センチ大のがんが発見されました。娘さんが探し出した有名な医師が手術を執刀し、肝臓のがんを切除した後、手術後3ヶ月の定期検査では状態は良好でした。

しかし、4ヶ月後に肺に転移したがん細胞がみつかりました。

医師との相談の結果、全額自己負担による肝臓がん分子標的薬のネクサバールで治療することを決めました。費用は毎月約52万円です。

ネクサバールでは3ヶ月寿命を延ばす効果しか得られませんが、他の治療法は見つかりませんでした。

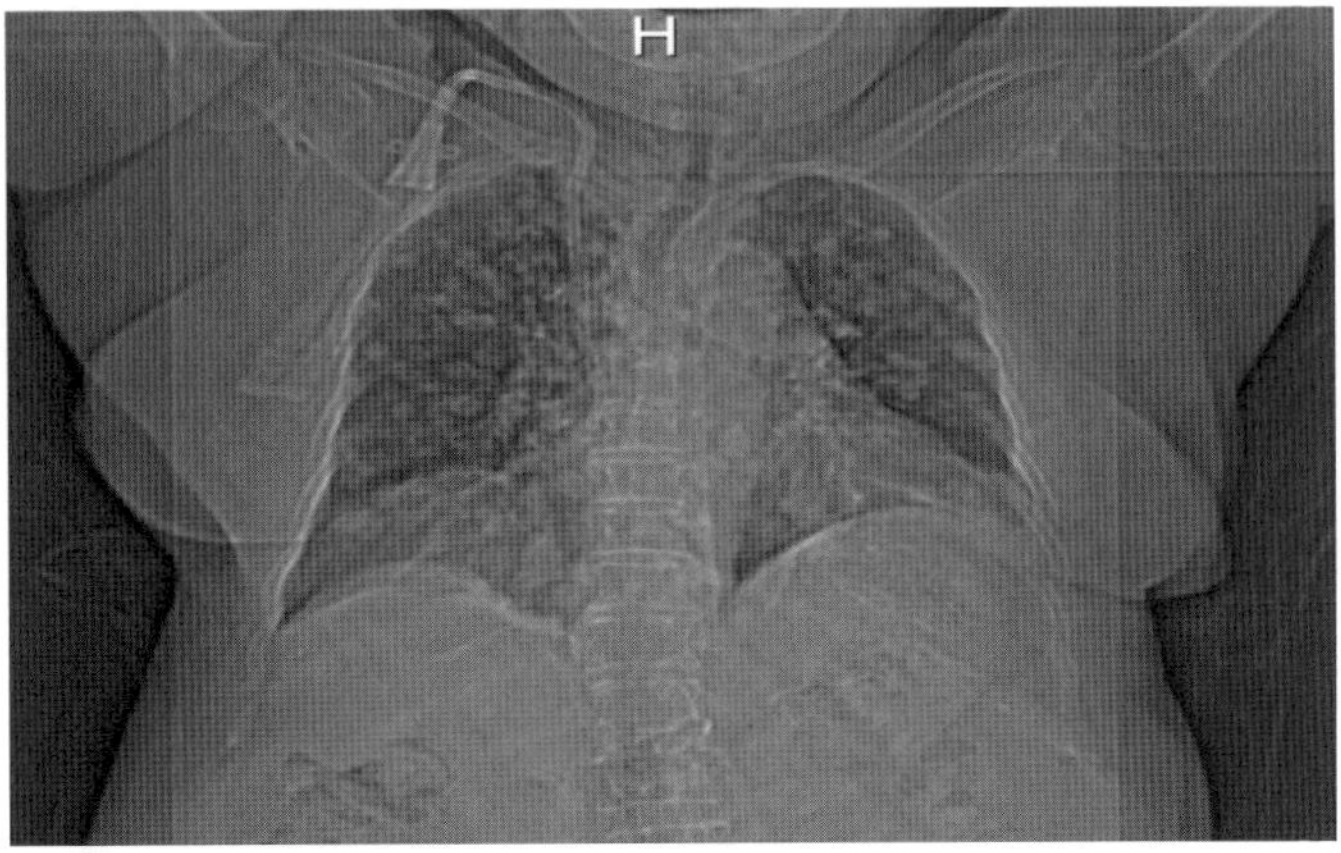

2011/5/2　病院で肝臓がんの肺転移を確認

ネクサバールを服用して6週間後、肺のレントゲンでは細かいがん細胞が点在していました。

２０１１年7月10日から、アントロキノノール含有エキスを服用開始。予想外の奇跡が起こりました。１ヶ月もたたない２０１１年8月3日に再度レントゲン検査をした際に、担当医師はとても驚いた様子で「肺のがん細胞がすべてなくなっている」と言いました。

Sさんも再度レントゲン画像を確認しました。確かにがんの姿は画像のどこにも見当たりませんでした。主治医は、末期がん患者のがん細胞が、数週間という短い期間で消えるのは見たことがないそうです。経過からいえばアントロキノノールの効果と考えるほかありません。

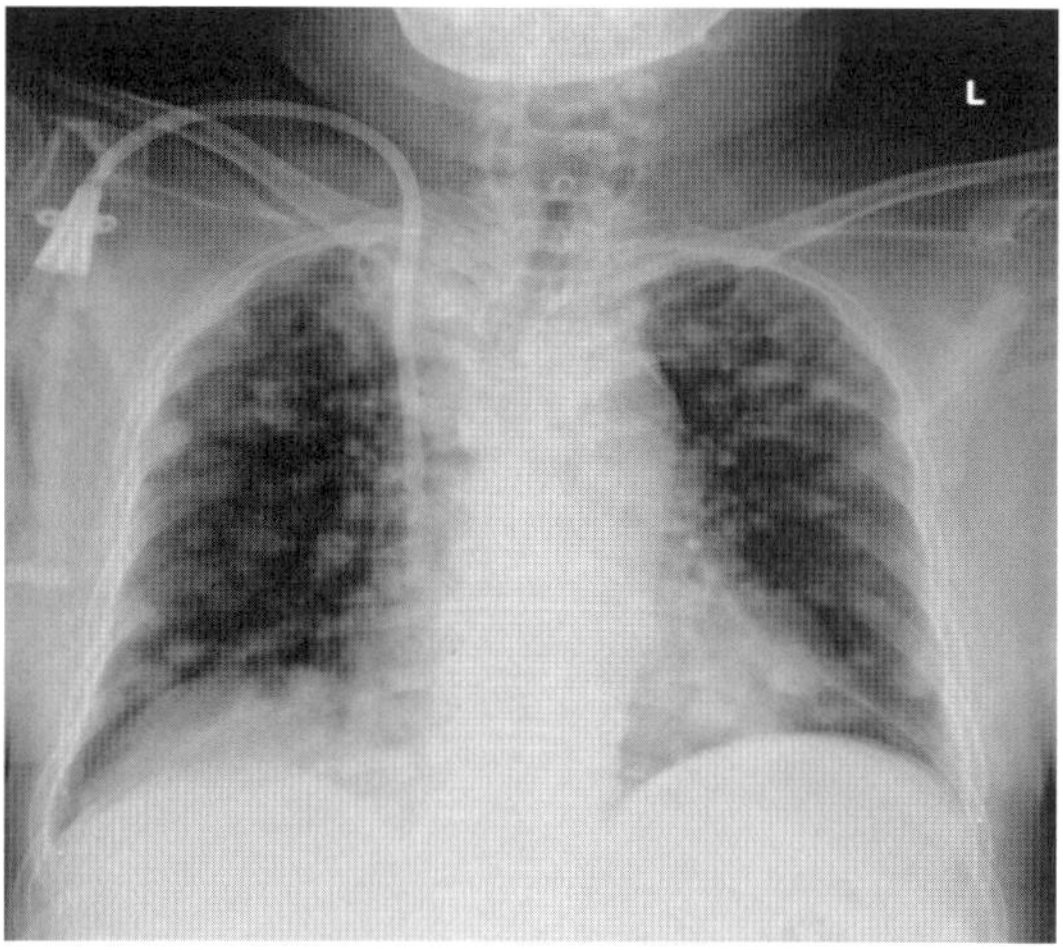

2011/6/11　分子標的薬ネクサバールを服用後がん細胞を確認

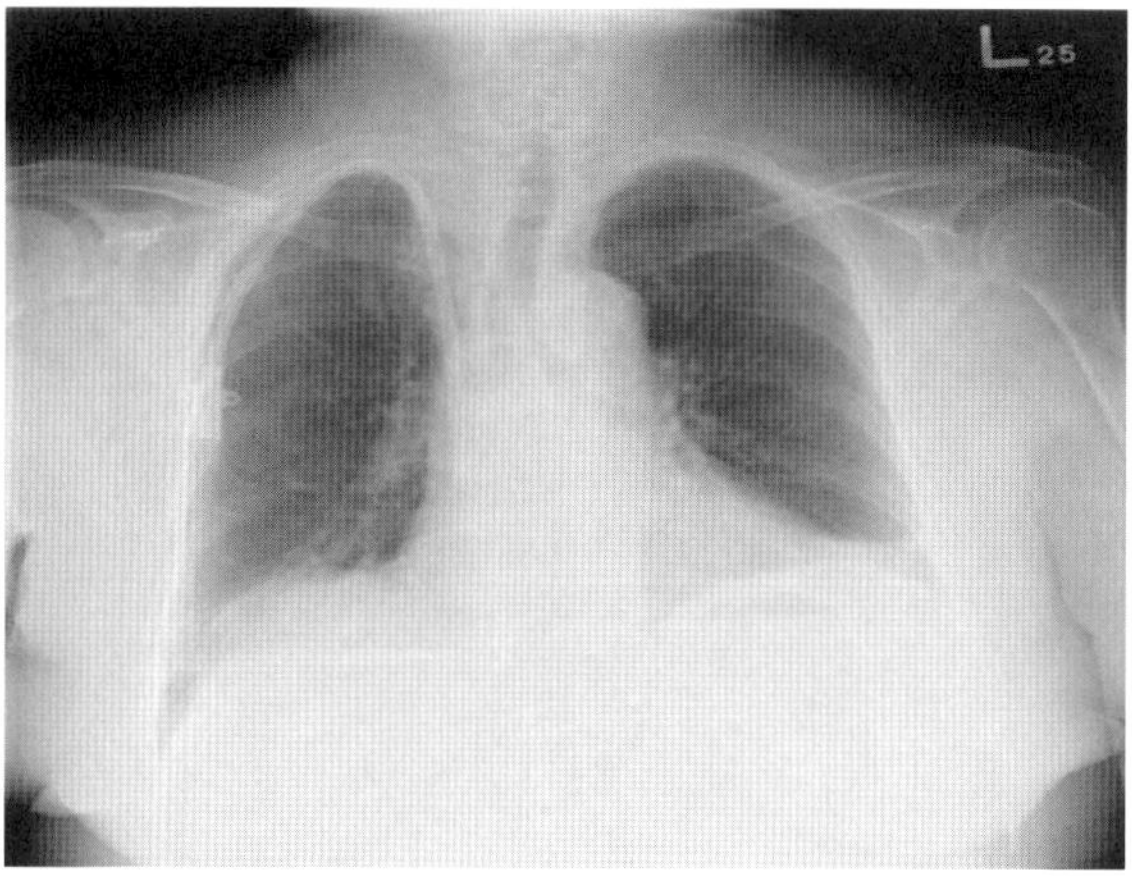

2011/7/10　高濃度アントロキノノール含有エキスを服用開始。
2011/8/3　肺のがん細胞の消失を確認

症例3

つらい抗がん剤をやめて体調回復。再発もなく仕事に趣味にまい進できる

富山県　野川光弘さん　書道教室経営　86歳

私が大腸がんと診断されたのは、今から5年ほど前のことです。

きっかけはわずかな体調の変化でした。会社勤めをしていた頃は毎朝すっきりと快便であったのが、どうもすっきりせず、便も細くなり、わずかな違和感を感じるようになりました。近くのかかりつけ医で検査したところ、内視鏡で大腸に「どうも、何かあるよ」という診断です。その後、日赤病院で再検査を受けたところ、やはり大腸がん、しかも2か所、S字結腸の上あたりということでした。血便や痛みなどは全くなかったので、非常にショックでした。

しかし驚いているひまはなく、まもなく手術。がんのある箇所を全部切除したところ、全部で30センチもあったそうです。

手術が成功して、これで安心と思いましたが、担当医は「しばらく抗がん剤を飲みましょう」というのです。「全部取れたのに、どうして抗がん剤？」という気持ちがあり、私はこれを断りました。

その後、定期的に血液検査やCT検査を受けていましたが、1年後のCTで、肺と肝臓に転移が見つかったのです。この時には正直「抗がん剤をやっておけばよかった」と思わずにいられませんでした。

それから抗がん剤の投与となりましたが、正直これは苦しかったです。手足の爪は黒くなり手の皮がベロベロとむけて、とても人前で手を見せられません。それで夏でも手袋をしていました。また、とにかく全身がだるくてだるくて、全く気力がわかないのです。

この治療の結果、幸い肺のがんは消えてくれましたが、肝臓のがんは逆に大きくなって3センチくらいになってしまいました。これはもう手術しかないということで、再び開腹手術です。がんの場所も背中側だったので、脇腹をかなり切られました。

これで一応、肺からも肝臓からもがんはなくなったのですが、その後、また抗がん剤治療です。この時もやはり副作用がつらく、続けることができませんでした。特に口内炎がひどく、味のあるものが全てしみて痛いのです。食事をするたびに激痛です。

これでもう再発も転移もないという確証があればいいのですが、前回は肝臓にがんがみつかり大手術になりました。こんなつらい思いをして、また手術ではやりきれません。そこで私は医師に相談して抗がん剤をやめることにしました。

何もしないのは不安だったので、私なりに考えたのがアントロキノノール含有エキスです。毎日4粒ずつ飲み始めました。

それから3年以上たちます。検査は定期的に受けていますが、全く異常ありません。体力も持ち直し、仕事や趣味を楽しんでいます。

20年近く書道教室をやっておりますが、今年（2017年）10月に第9回目の書道展を開くことができました。来年は第10回目。これを目標にして頑張《がんば》っています。

趣味では月に4～5回、パークゴルフをたしなんでおります。ちょっとした運動にもなり、健康効果もあると思います。妻と一緒にペアを組んで参加した際には入賞したこともあります。

こうしたことが出来るのも、元気で体力があればこそです。抗がん剤治療をやっていた時には考えられない体調のよさです。やはりアントロキノノール含有エキスを選んでよかった。私にはこのサプリメントがとても合っていたのだと思います。

症例４

がんが４分の１以下に縮小、余命３ヶ月のはずが１年以上穏やかに暮らしている

静岡県　Ｈ・Ｇさん　93歳（娘さん談）

父（Ｈ・Ｇさん）は今年93歳になりました。しばらく前から老人ホームで暮らしております。高齢ですが大変明晰《めいせき》で、これまで健康管理は全て自分でやってきた人です。

一昨年、食事がうまく飲み込めないとして内科にかかったところ、進行した下咽頭《いんとう》

がんであることがわかりました。医師からは「余命3ヶ月」と告げられました。

下咽頭はのどの奥、食道のすぐ上にあり、食物が通り、声帯があり、呼吸器でもありと多くの生命活動に関わる部分です。どんな治療も負担が大きく難しい場所であること、また高齢であることから、父は治療を一切受けないことを決断しました。

本当に父らしいと思いますが、だから何もしないというのもいやです。家族としてはあきらめられません。そのような中、アントロキノノール含有エキスの存在を知り、父に勧めてみたんです。父も納得してそのサプリメントを飲み始めました。

父はいろいろと調べたらしく、アントロキノノール含有エキスがどんなものなのか理解していました。とても冷静な人なので、そうでなければ飲まなかったと思います。飲み方は食後に4粒、1日12粒です。治療は全くなしで定期的に検査だけ受けていました。

アントロキノノール含有エキスを飲み始めて1年後、主治医がわざわざCTの写真を印刷して私に渡してくれたんです。

「不思議だねえ。がんは変化していないだけじゃなく、小さくなってる。」

１年前のＣＴ写真とその時の写真を比べると、がんの大きさは４分の１～５分の１に小さくなっていました。これには私や本人だけでなく周辺のスタッフも驚き、病院全体の話題になりました。

既に「余命３ヶ月」どころか1年以上が経過しており、父も特に体調に変化はありません。がんで苦しめたくないと思っていましたが、苦痛どころか違和感もなく、元気で穏やかに日々を過ごしています。

実は父は30代で肝硬変を患《わずら》って入院したことがあります。ただ当時の医学では治療法がないことから、匙《さじ》を投げられたようなかたちで自宅療養を余儀なくされました。それから父は自分で民間療法や食事療法を続け、結局自力で治してしまったのです。

そんな人なので健康管理は自分でする主義で、食事も玄米菜食を中心に、それは真面目に暮らしていました。がんになっても、西洋医学で副作用の強い治療をするより、アントロキノノール含有エキスのような漢方とか自然に近いものが体によいと思ったのでしょう。でもまさか、がんがそれほど小さくなるとは思っていなかったようです。

アントロキノノール含有エキスについては、私もこれほど効果があるとは思っていませんでした。もしがんの人がいたら、ぜひ勧めたいと思っています。

父は高齢ではありますが、今のように穏やかに、周りの人と交流しながら、もっと長生きしてほしいと思っています。アントロキノノール含有エキスには本当に感謝しております。

症例5

骨に転移した末期の肺腺がん。転移したがんは消失し、病状は安定

Lさん　女性

Lさんは2010年に肺腺がんと診断されました。既に4期で、骨に転移もしていました。医療機関での治療は化学療法のみ。そこでLさんは、2011年1月に始まった化学療法の助けになればと高濃度アントロキノノール含有エキスを飲みはじめまし

た。

同年3月に検査を受けたところ、肺のがんに変化はないものの、骨に転移したがんは縮小していました。

同年6月、検査の結果、肺のがんに変化は認められませんでしたが、骨に転移したがんが消失していました。

Lさんは高濃度アントロキノノール含有エキスの服用を減らし、化学療法との併用を続けました。翌2012年11月、がんに変化はありませんでしたが病状は安定しています。

症例6

肺腺がんの抗がん剤治療に高濃度アントロキノノール含有エキス併用。がんの一部が消失

Kさん　女性

Kさんが肺の腺がんの1期と診断されたのは2010年のことでした。Kさんは抗がん剤の分子標的薬タルセバの服用を開始するとともに、高濃度アントロキノノールを飲みはじめました。

治療開始後1か月して抗がん剤を減量しましたが、その3か月後、レントゲン検査で一部の小さながんの消失を確認できました。

その後1年同じ治療を続けたところ、がんはまだ小さなものが残っているそうですが、その後Kさんは抗がん剤を中止しています。高濃度アントロキノノール含有エキスのみを継続しました。

さらに1年、がんは変化していませんが、Kさんは体調が安定しお元気です。

症例7　末期の肺腺がんが消失し、転移した脳のがんも消えた

Sさん　女性

Sさんは末期の肺腺がんと診断され、脳にも転移していました。治療は化学療法ですが、Sさんは抗がん剤に高濃度アントロキノノール含有エキスを併用することにしました。

2か月後、肺のがんが消失。さらに1ヶ月半服用し続けたところ、脳のがんも消失したのです。

その後、高濃度アントロキノノールを減量し、半年経過しましたが、再発もなく、よい状態が続いているとのことです。

症例8

肝臓に転移した大腸がん。高濃度アントロキノノール含有エキスのみでがんが半分に縮小

Hさん　女性

２０１０年、Ｈさんは大腸がんであることがわかりました。しかも肝臓に転移が見られました。Ｈさんは治療法として、手術や抗がん剤を避け、高濃度アントロキノノール含有エキスを服用開始しました。

３ヶ月後、肝臓のがんが３センチメートルから１・５センチメートルまでに縮小。Ｈさんは、高濃度アントロキノノール含有エキスの効果だと感じています。

症例９

末期のリンパ腫が改善し病状安定

Tさん　80歳女性

Tさんがリンパ腫と診断されたのは２０１２年。既に病状は末期とのことでした。同年夏、病院で治療を受けながら、友人の紹介で朝と晩に高濃度アントロキノノール含有エキスの摂取を開始しました。

その後、病状は徐々に改善。高濃度アントロキノノール含有エキスを減量しても悪化することなく、病状は安定しているとのことです。

症例10　骨に転移した肺腺がん。今は痛みもなく病状は安定

Sさん　男性

Sさんが肺の腺がんと診断された時、すでにかなり進行しており、骨に転移もありました。病院では抗がん剤の分子標的薬イレッサによる治療を受けていましたが、耐性ができてしまったため、アリムタに変更。痛みもあるため鎮痛剤が処方されました。

Sさんはその頃から高濃度アントロキノノール含有エキスの服用を開始しました。じきに疼痛《とうつう》が緩和したため、鎮痛薬の服用を中止しましたが、痛みが復活することはありませんでした。体調もよくなり、自分でクルマを運転して出かけることも出来るようになりました。

以後も病状は安定しているとのことです。

症例11 再発しやすい肝臓がん2期。治療後は体調もよく再発なし

Kさん　男性

2012年8月、Kさんは肝臓がんの第2期と診断されました。治療は血管カテーテル治療、ラジオ波焼灼療法を実施し、がん細胞を取り去ることができました。

Kさんは再発予防のため、友人の紹介で高濃度アントロキノノールを飲みはじめました。

3ヶ月服用したところ、状態は安定。その後さらに3ヶ月後の検査の結果、再発は認められませんでした。

Kさんは完全に仕事に復帰。現在も高濃度アントロキノノールを服用中です。病状は引き続き安定しており、体調も良好とのことです。高濃度アントロキノノール含有エキスは、再発予防と体調維持の要《かなめ》と感じているそうです。

症例12　Ⅲ期の大腸がんを手術で切除。化学療法中止しても再発なし

Lさん　36歳男性

Lさんは3期の大腸がんと診断され、2012年4月、手術により病巣を切除しました。手術後、高濃度アントロキノノール含有エキスを服用開始。化学療法との併用です。

3ヶ月後の検査では状態は良好で、再発も認められませんでした。しかし、化学療法の副作用で手足の痺《しび》れが出るようになります。高濃度アントロキノノール含有エキスは継続していました。

同年10月、検査では状態は良好で再発も認められないので、化学療法は中止しました。体調がいいので、高濃度アントロキノノール含有エキスも減量しました。

2013年4月、検査の結果、体調は良好であり、再発も認められませんでした。

症例13

肝臓がんⅡ期ながら体調良好

Yさん 53歳男性

Yさんは肝臓がんの2期です。病院での治療は行わず、高濃度アントロキノノール含有エキスを毎日服用しています。

半年後、体調はよく、状態もよいとのことです。その後、定期的に高濃度アントロキノノール含有エキスを服用し、悪化を防いでいるとのことです。

症例14　膵臓がんの疑い濃厚な腫瘤。高濃度アントロキノノール含有エキスのみで疑いは一掃され腫瘤も消えた

Wさん　50代女性

Wさんは長年、胃の周辺に鈍痛を感じていました。2012年8月18日、大学病院の健康診断センターを受診。腹部エコー検査の結果、膵管《すいかん》の拡張が見つかりました。医師の診察では、膵臓《すいぞう》疾患の疑いありと言われたそうです。

その後、腹部CT、膵臓CTを受け、遠位主膵管の拡張が認められました。9月3日に精密検査でEUS（超音波内視鏡検査）。6・5㎜の低エコー腫瘤《しゅりゅう》と遠位主膵管の拡張が認められました。ここで診断結果が「膵臓がんの疑い」。

Wさんは医師に入院を勧められましたが、これを断り、友人の紹介で高濃度アントロキノノール含有エキスを飲みはじめました。

２０１２年10月12日（高濃度アントロキノノール含有エキス服用34日目）ＭＲＣＰ検査（胆管膵管造影検査）を受けました。

結果、胆管及び膵管の拡張なし。肝臓、脾臓《ひぞう》、膵臓、腎臓に異常なし。腹部大動脈周囲リンパ節異常なし。腹水なし。膵臓がんに関する病変なしとなりました。

Ｗさんは他の検査や治療の予約をしていましたが、これらを全て取り消しました。高濃度アントロキノノール含有エキスを飲んだおかげで病変が全て消えてしまったのではないか、と考えているそうです。

症例15

末期の膵臓がん。手術不可能ながら体調回復

Hさん　男性

金融機関のマネージャーであるHさんは、健康診断で膵臓に異常があることがわかりました。しかし医者に行くと、膵臓に腫瘍《しゅよう》はあるけれども良性であり、経過観察と診断されました。

しかしHさんは、医者の見解を楽観しすぎであると思いました。良性、悪性に関わらず、先に高濃度アントロキノノール含有エキスの服用を開始し、T病院に行って更に詳細な検査をすることにしました。

1か月後、診察と検査の際、末期膵臓がんであることが判明しました。後日手術となりましたが、大きくなったがんの組織が動脈の近くにあることがわかり、危険なため手術を中止せざるをえませんでした。しかし高濃度アントロキノノールの摂取を継続したところ、現在まで8か月の間、体の調子はとてもよく、毎日元気に出勤しています。

症例16

甲状腺に転移し手術予定の口腔がんが、高濃度アントロキノノール含有エキスの服用で2週間で消失

Aさん　男性

大企業の管理職を務めるAさんは、口腔がんが甲状腺に転移し、口腔内に500円硬貨大のがんがあり、転移して甲状腺に2センチ以上の大きさのがんができていました。

手術をする2週間前、Aさんは、上司Yさんに高濃度アントロキノノール含有エキスを勧められました。そこで朝、昼、夜の食後に2粒ずつを飲んでみました。

2週間が経過し、化学療法と手術の準備で検査を受けると、口腔内の粘膜の状態が改善されてがんも消え、頚部のがんもほとんど消えていることがわかりました。Aさんは看護師に「私はがんを飲み込んでしまった」と笑って言ったとのことです。

症例17　悪性リンパ腫になって2年、進行が止まり体調良好、稲刈りもこなすほど体力が向上した

栃木県　Y・Kさん　農業　68歳

私が悪性リンパ腫になったのは2年以上前のことです。のどぼとけの上、あごの下あたりに違和感を感じ、チクチクした痛みもありました。ピンポン玉くらいのしこりがあるのがわかり、驚いて近くの内科を受診しましたが、この時は原因不明。そのうち歯茎も腫れてきたので自治医科大の口腔外科で検査を受けたところ、結果は悪性リンパ腫。大きなショックを受けました。

かなり大きなものでしたが、幸い手術で摘出することができました。

安心したのもつかの間、再びしこりができたのです。これでは再手術しても、またできるかもしれない。そう考えると治療をするのも気が重くなります。幸い主治医は

手術を勧めるのではなく、検査をしながら経過観察を勧めてくれました。

その言葉通り定期的に検査をすることになりましたが、何も打つ手がないような状態も怖いので、色々と調べてアントロキノノール含有エキスに巡り合いました。さっそく取り寄せて飲み始めてから、もう2年近くになります。

幸い腫瘍の進行も止まり、恐れていた再手術を繰り返すような事態にはなっていません。転移もなく、きわめておとなしくしてくれています。

またアントロキノノール含有エキスを飲んでいると非常に体調がよく、風邪ひとつひきません。免疫力が上がって、体力も向上したように感じます。ゴルフなどのスポーツも楽しめるようになりました。秋には稲刈りも出来て、本当によかったと思っています。

私は他にも高血圧や痛風、不整脈などいくつかの病気を抱えておりますが、これだけ体調がよくなるのはやはりアントロキノノール含有エキスのおかげだと思っています。続けて飲んでいれば、いつか腫瘍が消えてくれるのではないか、自分の免疫力で腫瘍を消してしまえるのではないかと期待しています。

症例18

3か所転移「治療法なし」の肺がん。進行せず、体調も良好なのはアントロキノノール含有エキスの効果としか考えられない

千葉県　佐々木道夫さん（仮名）　77歳（奥様談）

主人ががんであることがわかったのは平成26年のことです。近くのかかりつけの病院に行った時に、普通のレントゲンで左の肺に影がみつかりました。その後、柏のがんセンターで精密検査を受け、3センチのがんがあることがわかりました。全く自覚症状がなかったので、本当に驚きました。

その後、放射線治療を受け、経過は良好という話だったのですが、1年後、検査で右の肺、副腎、前立腺の3カ所に転移が見つかったのです。非常に治療の難しい箇所で、しかも放射線治療はもうできない、他に治療法もないと言われ、愕然《がくぜん》としました。

そんな時にアントロキノノール含有エキスの存在を知りました。さっそく取り寄せ、

夜6粒、主人に飲んでもらいました。

それから1年ほどたちますが、がんは全く進行しておりません。３か月に１回ＣＴを受け、定期的に検査を受けておりますが平穏無事といったところです。自覚症状も全くなく、本当にこの人ががんなのかと思うほど、穏やかに暮らしております。

病院で「治療法がない」と言われた時には、本当に苦しかったです。積極的な治療は年齢的に難しいのかもしれませんが、患者としては見捨てられたも同然です。何もすがるものがないというのは家族としても心細く、耐え難いものです。

２人暮らしですので、主人を支えるのは私しかおりません。そんな私たちにとってアントロキノノール含有エキスは、頼みの綱になっております。これからも主人のがんを抑えてくれるのはアントロキノノール含有エキスです。とても感謝しております。

症例19

腎臓から膵臓に転移したがん。抗がん剤治療の副作用が軽くなり、がんが順調に縮小し続けている

福岡県　T・Kさん　72歳

私が腎臓がんであることがわかったのは平成20年のことでした。健康診断でそれがわかったのですが、自覚症状は全くなかったため、本当にショックだったのを覚えています。しかし驚いている暇もなく摘出手術となり、片側の腎臓を失いました。

腎臓は1つあれば生きてはいけます。しかしがんで手術したとなるとその後が心配です。その後は半年に1回は定期健診を受けて、気をつけながら過ごしていました。

2年、3年と何事もなく過ぎ、5年になりました。よくがんは5年たてば寛解といいますので、その時はもう大丈夫だとホッと胸をなでおろしました。

ところが平成28年、腎臓ではなく膵臓に転移がみつかったのです。手術後8年もたっ

てからです。それも、よりにもよって治療が難しい臓器である膵臓とは。この時は、最初にがんが見つかった時より大きなショックを受けました。

その時も落ち込んでいる間もなく手術になり、膵臓の半分を摘出しました。しかしこれで全部なくなったわけではなく、膵頭部に少し取り切れないがんが残ってしまったのです。しかも主治医は、場所からいって手術も放射線も出来ないと言います。残った治療法は抗がん剤だけです。

私に処方されたのは分子標的薬インライタという抗がん剤です。

その頃、アントロキノノール含有エキスの存在を知り、取り寄せて飲み始めました。アントロキノノールはアメリカや台湾で、膵臓がんの抗がん剤として臨床試験を行っているとのことです。そのサプリメントですから期待がふくらみました。

それからずっとインライタとアントロキノノール含有エキスを飲み続けています。アントロキノノール含有エキスは1日2回、6粒ずつ飲んでいるので1日12粒です。

インライタは抗がん剤なので、少なからず副作用はあります。私も下痢や倦怠《けんたい》感、体重減少、血小板減少などがあり、主治医に相談して定期的に休薬しています。しかし副作用には他にも高血圧や動脈血栓塞栓症《けっせんそくせん》、肝機能障害などたくさんあるようで、私がそうした重い症状にあわずに済んでいるのはアントロキノノール含有エキスの効果ではないかと思っています。

この治療がそれなりに順調に行えているようで、2016年10月にはがんが半分に縮小し、2017年10月の検診では、CTでがんがさらに縮小していることがわかったのです。これは本当にうれしく思っています。

がんとその治療によって腎臓も1つになり、膵臓も健康な頃の半分しかありません。そのため食べるものも脂質や塩分など色々制限があって、元気を取り戻すのはちょっと大変です。抗がん剤を飲んでいる限り倦怠感など、ある程度はしかたがないと思っています。

それでも最近ではウォーキングやカラオケなども楽しめるようになり、徐々に体力が回復しつつあります。これだけ回復できたのはアントロキノノール含有エキスのおかげだと思っています。

症例20　重症の花粉症は治癒、経過観察の肺の影の消失に期待

鳥取県　S・Cさん　68歳

どんな人でも健康診断で怪しい影がみつかればこわいものです。私はＣＴで、肺にすりガラスのような影がみつかり、それからもう10年も同じ状態が続いています。大きさは７ミリくらいと決して大きくはないのですが、心配でなりません。

この影が見つかった時、岡山医大では「手術でとった方がいい」と言われました。とって病理検査をして、それが良性なのか悪性なのか確かめた方がいいというのです。ところが同じ影について、国立がん研究センターでは「取らない方がいい。おとなしい腫瘍の可能性が高いから」と言われました。そう言われても、いつそのおとなしい腫瘍が悪性に変わるかもしれないし、将来がんになったらどうしよう、と不安が募るばかりでした。

そこで私は、食事や運動など日常的にできる健康法に加え、アントロキノノール含

有エキスというサプリメントを飲み始めました。がんの薬としてアメリカや台湾で臨床試験が進んでいる成分が含まれているので、抗がん作用が期待できるかもしれない、肺の影が消えてくれるのではないかと思ったのです。

それから1年8カ月あまり。今のところ肺の影に変化はありません。ところが思わぬ副産物がありました。かなり重度だった花粉症がほぼ治まっているのです。毎年春と秋、耳鼻科で飲み薬をもらい、それだけでは収まらず吸入も必要だった花粉症が、春に症状がすごく軽くなり、秋にはほとんど症状がなくなったのです。これはアントロキノノール含有エキスの効果で、免疫のバランスがよくなったからではないかと思っています。この調子でアントロキノノール含有エキスを続けていたら、肺の影も消えてくれるのではないかと期待しています。

私は68歳になりますが、茶道教室の事務局の仕事をし、趣味ではお茶、絵画、書道を楽しみ、まだまだやりたいことがたくさんあります。家では家族の介護もしており、忙しい毎日です。そんな私にとって健康が何より大事です。今後の私にとって、アントロキノノール含有エキスがもっともっと役立ってくれることを期待しています。

症例21 PSAの数値上昇を抑制。再発予防を期待

静岡県　M・Jさん　67歳

　2010年、人間ドックで前立腺がんがみつかりました。がんははじめの頃は全く自覚症状がないものと聞きますが、私の場合も全くその通りでした。翌年、摘出手術となりました。早期だったのでこれでがんがなくなってくれればと思ったのですが、残念ながら、治療後の医師の説明では、完全には取り切れなかったということでした。

　その後、放射線治療を受け、これでようやく全てのがんが消えてくれたのですが、これで完治とはいかないのが前立腺がんの難しいところです。診断上はがんが消え、PSAの数値も、限りなく0に近い状態になりましたが、要観察状態が続いています。

　その頃、PSA値の上昇を防ぐために予防的に飲み始めたのがアントロキノノール含有エキスです。

　PSA値の上昇、変動はどうしても起きるそうですが、アントロキノノール含有エ

キスを飲んでからは、本当にゆっくりになっているように感じます。今後も、急上昇、再発のないように期待し、様子を見ながら飲み続けるつもりです。

私は現在、娘夫婦と暮らしており、孫娘も2人おります。まもなく家を建て替え、新居での暮らしが楽しみです。ただ家族に心配はかけたくありませんので、体調が変わらず今のような暮らしが続くように願っております。

症例22

手術不可能のステージ4の膵がん。重粒子線、抗がん剤治療に耐えてがん消滅にたどりついたのはアントロキノノール含有エキスのおかげ

福岡県　軍場《くさば》光彦《みつひこ》さん（本名）　71歳

あと少し、あと4か月で抗がん剤も終了。そうすればがん治療も一段落し、本当に一安心できると思っています。ここまで来るのに約1年半。苦しい日々でした。けれ

どもそれを乗り越え、治療がうまくいってがん細胞を消滅させることが出来たのはアントロキノノール含有エキスのおかげだと思っています。

私ががんであることがわかったのは2016年4月のことです。よりにもよって膵臓がん(膵頭部)。しかもステージ4という診断でした。その上がん細胞が大動脈にからみついたような状態で、手術は不可能だと言われました。

医師から勧められたのは、重粒子線治療の臨床試験に参加することでした。まだ保険適用になっていない治療を受けられる。また治療はそれしかないということで、治療を受けることにしました。

どうしていいかわからない絶望的な状況で、治療の助けになるサプリメントとしてアントロキノノール含有エキスがあることを知ったのです。すぐに1年分取り寄せ、飲んでみることにしました。

詳しい検査の結果、がんは膵臓以外には転移していないことがわかり、重粒子線治療が始まりました。がんの診断が出た翌々月の6月からスタートし、7月5日まで週4回を3週間続けました。幸いこの治療はつらいこともなく、がん細胞が見事消えてくれたのです。

ただ問題はその後です。がんの再発予防のため、抗がん剤の投与が始まったのです。これは大変つらかったです。ギブアップして、抗がん剤を止めてくれるよう医師に訴えようかと何度か思いました。しかしその度「いや、まだ大丈夫、続けられる」と持ちこたえたのです。

思い出したくもないほどつらかったのですが、何とか乗り越えられたのは、抗がん剤投与と同時にアントロキノノール含有エキス（1日12粒）を飲み始めたからだと思います。

重粒子線治療、抗がん剤に耐え、２０１７年1月、ＰＥＴ検査でもがん細胞はありませんでした。これは本当にうれしかったです。

しかし膵がん・ステージ4の治療がこれで終わるわけではなく、今度は別の抗がん剤の服用が始まりました。これも2年は続けなければなりません。

これは前回のものよりややましですが、それでもひどい筋肉痛という副作用があるのです。特に左足がつらく、湿布をしてしのいでいます。これも何とか耐えられるのは、やはりアントロキノノール含有エキスの助けがあるからだと思います。

この抗がん剤治療もあと４か月ほどです。ゴールが見えてきたので、気持ちはずいぶん楽になりました。数回受けたＣＴでもがんはみつからず、順調に推移しています。アントロキノノール含有エキスは、私にはとても合っていたと思います。本当に大きな助けになりました。心から感謝しています。

第2章

がんと上手につきあっていくことの大切さ

がんであっても普通に生活する時代

がん罹患者160万人。がん生存者500万人時代

国立がん研究センターが2017年秋に発表したデータによると、2013年に日本全国でがんと診断された人の数は86万人です。「がんと診断された」、つまりがんにかかったと解釈できる人という意味です。

ほぼ毎年80万人を超える日本人ががんと診断されており、その数は年々増えていくと予想されています。

厚生労働省が毎年行っている患者調査によると、平成26年（2014年）の国内のがん患者は160万人以上。こうなるとがんはどこにでもある、誰でもかかる病気であ

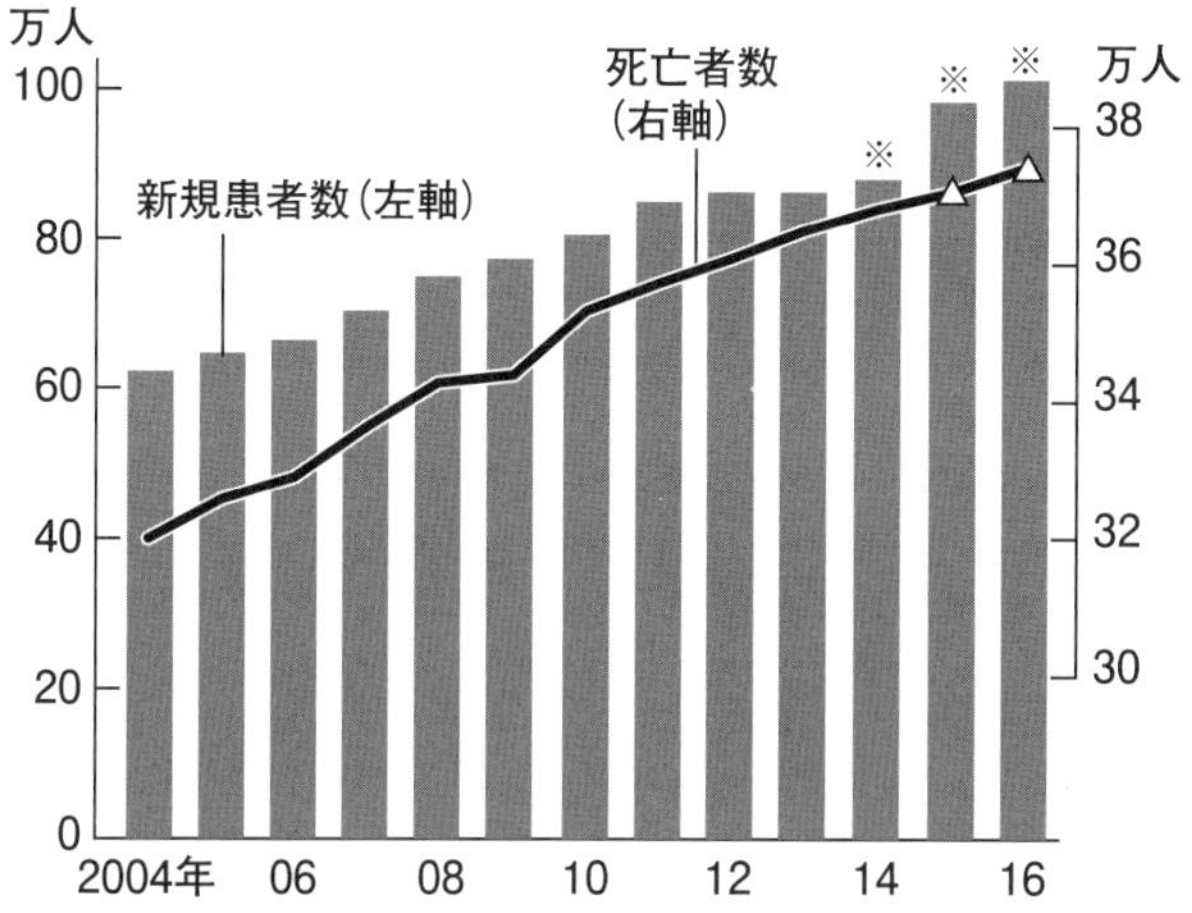

（注）※と△は予測値　　（国立がん研究センターのデータより）

ることがわかります。

厚生労働省によると、高齢化が進む日本では、がん患者は今後も増え続けます。

「２人に１人ががんにかかり、３人に１人ががんで亡くなる」といいますが、これは誇張でも何でもありません。この数値は、２０５０年頃までは横ばいの状態が続くようです。

ただ医学が進歩し、がん対策が充実すれば、がんになる人が増えても、治る人も増えます。治療が終わって5年、10年と経過観察の人はさらに増えるでしょう。

日本のがんの患者数は現在160万人です。これに治療が終わって経過観察中の人、治療後5年、10年たつ人、いわゆるがんサバイバーを加えると500万人を超えるというデータがあります。

そうなれば日本は、たくさんのがん患者、あるいはがん経験者、がんサバイバーが存在する未曾有《みぞう》の社会になります。

しかし今後も医学は進歩し、がんになっても治る人が確実に増えるでしょう。

またがん治療の周辺には、補完代替医療やがん関連のサービスなどが充実し、多くの人ががんであっても普通に生活できるようになっています。

そうなればがんに対する考え方は変わり、慌てて治療するのではなく、じっくり考えながら自分にふさわしい治療法を実行していく時代になるに違いありません。

世界一の長寿国日本、高齢化の証明

ＷＨＯ（世界保健機関）が２０１６年に発表した世界各国の平均寿命を見ると、日本は世界一の長寿国（２０１５年）です。日本人の平均寿命は83・7歳（男性80・5歳、女性86・８歳）。特に女性は26年間世界一の座を守り続けています。

ちなみに2位はスイス、3位シンガポール、4位オーストラリア、5位スペイン、6位アイスランド7位イタリア、8位イスラエル、9位フランス、10位スウェーデンです。

これらの国に共通しているのは、まず医療体制が整っていて、国情の安定した先進国であること。栄養状態がよく、教育水準が高く、健康に対する国民の意識が高いことです。その中でも日本がナンバーワンであり続けるのは、食事の果たす役割が大きいと言われています。

とはいえ、そんな日本人も不老不死ではありません。高齢化すれば誰しも不調に陥ります。血圧が高くなり、中性脂肪や悪玉コレステロールなどが増え、体の節々が痛

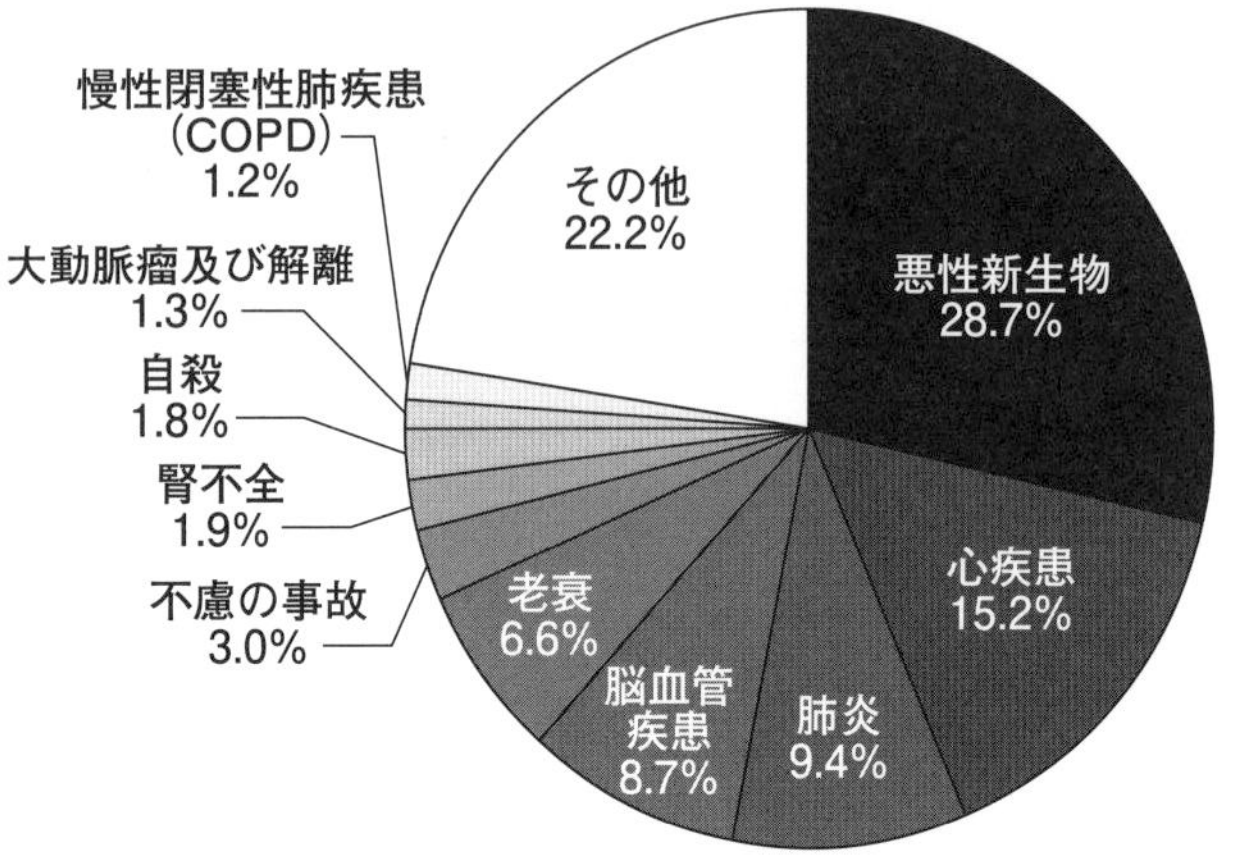

むようになり、生活習慣病になりやすくなるものです。がんが増えているのも高齢化に伴ってのことであり、特別な理由があるわけではありません。

そうして前述の長寿国は、いずれもがん患者が多いのです。

がんは日本人の死因のトップです。だから誰もががんにだけはなりたくない、がんで死ぬのだけはいやだと考えているようです。

では他の病気の方がいいのでしょうか。そうではありませんね。

がんに次ぐ死因といえば肺炎、脳血管・心血管疾患ですが、これらの病気は後遺症も含め、いずれもがんより経過のよくない、

はっきりいえば苦しい思いをしなければならない病気です。（厚生労働省 平成27年（２０１５年）の人口統計より）

がんは生活習慣病の一種であり、長い時間をかけて進行する慢性病です。そしてヒトという生物の遺伝子レベルでの老化の証明でもあるのです。

日本のような長寿国、先進国では、がんをいたずらに恐れるのではなく、がんがどんな病気なのか把握し、最善、最良の対策をたてることが重要です。

がんでも働き続ける。生きがいのある生活を選ぶ

がんと社会の関係も大きく変わりつつあります。その変化の１つが、がん治療の変化です。

今、がん治療を入院ではなく通院で行う人が増えています。以前はがんイコール入

院、手術、抗がん剤といったパターンが当たり前でしたが、今は抗がん剤、放射線での治療は通院で行う人が増えています。そのため入院日数も減り、1996年には平均35・8日だったのが、2011年には19・5日と、半分近くになりました(「厚生労働省 患者調査」より)。

こうしたことからがんであっても、仕事を続ける人が増えています。

東京都における調査では、がんになっても75%の人は仕事を続けており、80%は治療と仕事を両立したいと考えていることがわかりました(「がん患者の就労等に関する実態調査」 2014年東京都福祉保健局)。

がんであっても働き続ける理由については、「治療費を含め、収入を確保しなければならないから」という現実的な問題もあります。が、それ以上に、「仕事が生きがいのひとつだから」と答える人が多かったようです。

がんであっても働き続ける。これは、多くのがん治療が通院でできるようになったこと、治療の負担が副作用を含め軽くなったこと、そして患者さんが主体性をもって治療に取り組むようになったことなどが大きいと言えるでしょう。

がんであっても、高齢であっても仕事を続け、人生を楽しむ

本書の第1章にも、がんであっても仕事を再開し、スポーツも楽しむようになった方が登場しました（P45参照）。

この方、Y・Kさんは60代半ばで悪性リンパ腫になり、手術で腫瘍を摘出しています。ところがまもなく再発し、今度は主治医と相談し、手術をせずに経過観察をすることにしました。

Y・Kさんが治療の助けとして自ら選んだのが、４章・５章でくわしく説明するアントロキノノール含有エキスというサプリメントです。

Y・Kさんがこのアントロキノノール含有エキスを飲みはじめて2年がたちます。腫瘍の進行は止まり、転移もなく、手術などの治療もせずにすんでいるとのことです。

しかも以前よりはるかに体調がよく、療養のために休んでいた農業に再び取り組むことができるようになったそうです。２０１7年秋には、何年ぶりかで稲刈りをすることができたとして、とても満足しておられました。

「ここしばらく風邪もひいていないんですよ。ゴルフも楽しめるようになったし、体力は以前よりずっとあります。これはアントロキノノール含有エキスのおかげだと思います。」

農業は重労働です。特に稲刈りは、たとえ機械で行ったとしても、刈り取った稲をコメにし、流通過程に乗せなければなりません。機械作業以外にもたくさんの作業が発生します。天候との折り合いもあり、若い人でもくたくたになる仕事です。それが「満足感でいっぱい」とは何とタフな68歳でしょう。

がんだからといってとにかく手術でとってしまう、あるいは抗がん剤や放射線で叩き潰すといったやり方をY・Kさんは選びませんでした。様子をみながら対処する。がんが進行しなければ、そして生活に支障がなければ、治療をしない。もちろん病院での検査、医師の診察を受けながらです。

そして食事や運動、仕事、そしてサプリメントなど無理のない方法で体力をつけ、充実した生活をおくる。おそらくY・Kさんの免疫力、あるいは自己治癒力は日々向上しているに違いありません。

Ｙ・Ｋさんの健康法、あるいはがんとの付き合い方は、これからの時代の新しい回復モデルとなるのではないかと思われます。

抗がん剤研究が生んだ新しいサプリメント

Ｙ・Ｋさんが使用しているアントロキノノール含有エキスは、少し特殊なサプリメントです。成分は台湾の漢方素材であるベニクスノキタケというきのこ。本国では、その希少性の高い薬理作用から厳しく取り扱いが管理されている生物です。

というのも、このきのこは現在抗がん剤の素材として研究が進められており、アメリカや台湾で臨床試験の最中だからです。

ご存じの通り１つの薬が出来上がるまでには、気の遠くなるような時間がかかります。いくら優れた薬理作用があっても、認可が下りて臨床現場で使われるまでは患者さんに１mgたりとも使ってもらうわけにはいきません。

そこで近年では、同じ素材を、医薬品としての研究と並行してサプリメントとして市場に出す動きが盛んになってきました。

特にアメリカのような医療費の高い国では、高額な薬ではなくサプリメントが広く流通しています。製薬会社としても、認可が下りるまで全く市場に出せないよりは、サプリメントとしてある程度流通することができれば、使用した方々からの反響をきくこともできます。

ただし抗がん剤をそのままサプリメントにすることはできません。抗がん剤ともなれば有効成分は凝縮され、自然の生薬の何十倍~何百倍という濃度になります。医師の監督下でなければ到底使用することはできません。

そこでアントロキノノールの研究者たちは、濃度を高め抗がん作用を高める薬の製造とは逆に、自然の生薬に近いかたちのサプリメントを考えました。このあたりは企業秘密で、抗がん剤との成分の違いについて正確な情報は公開されていません。

しかしアントロキノノール含有エキスは、従来の栄養成分を固めたようなサプリメントとは全く異なる過程で誕生したものです。

アントロキノノール含有エキスは現代の抗がん剤研究が生んだ新しいサプリメントであり、医薬品に準ずる信頼性を持った物質であると言えるでしょう。

サプリメント新時代。限りなく医薬品に近い物質

サプリメントや健康食品などは大して効果がない、そんなものでがんが治ったら医者はいらない。そういう考えもあるでしょう。

確かに以前はサプリメント、健康食品などは栄養剤に毛の生えたようなもので、気休め程度にすぎなかったかもしれません。また情報が多すぎて、どれが本当に効果があるのか、見分けがつかないものが多かったように思います。また中には、有害な農薬や化学物質で汚染された商品や劣悪な品質のものもありました。

けれども時代は大きく変わりました。

最近は、治療目的に合致した成分が高用量に含まれたサプリメントが増えています。

スーパーやコンビニで買えるビタミン剤や栄養剤とは明らかに違う、高品質で効果の高いものが増えてきたのです。

今、多くの製薬会社がサプリメントを製造販売しているのをご存じでしょうか。テレビや新聞の広告をよく見ていると、様々なサプリメントの製造元として有名な製薬会社が名を連ねています。

医薬品の傍らでサプリメントを研究開発し、市場に出す。医学、薬学だけでなく分子生物学や遺伝子工学、微生物学など、初めから科学分野の研究者が携わる。医薬品と同じレベルの研究が積み重ねられ、しっかりと臨床試験も行っています。

本書でご紹介するアントロキノノール含有エキスも、まさにそうしたサプリメントです。しかも抗がん剤の開発過程でサプリメントとして転用されており、その抗がん剤も臨床試験の最終段階というレベルにあります。サプリメントとしての有効性は折り紙付きと言っていいでしょう。

がんとはどんな病気なのか

遺伝子(DNA)の傷が正常な細胞をがん化する

ここでがんという病気について少しご説明しましょう。なぜ、どのようなプロセスでがんができてしまうのかをご理解いただけると、治療を進める上で参考になると思います。

まずがんとは、がん化した細胞が体内で分裂して増え続けることを言います。「がん化した細胞」とは、細胞の中の遺伝子＝DNAが傷つき、正常な働きができなくなった細胞のことです。

DNAとはわれわれ人間の体の設計図です。細胞の中にある染色体、その中に二重らせん構造になってDNAは存在します。この設計図に従って体は形作られ、細胞は

細胞分裂・増殖のしくみ

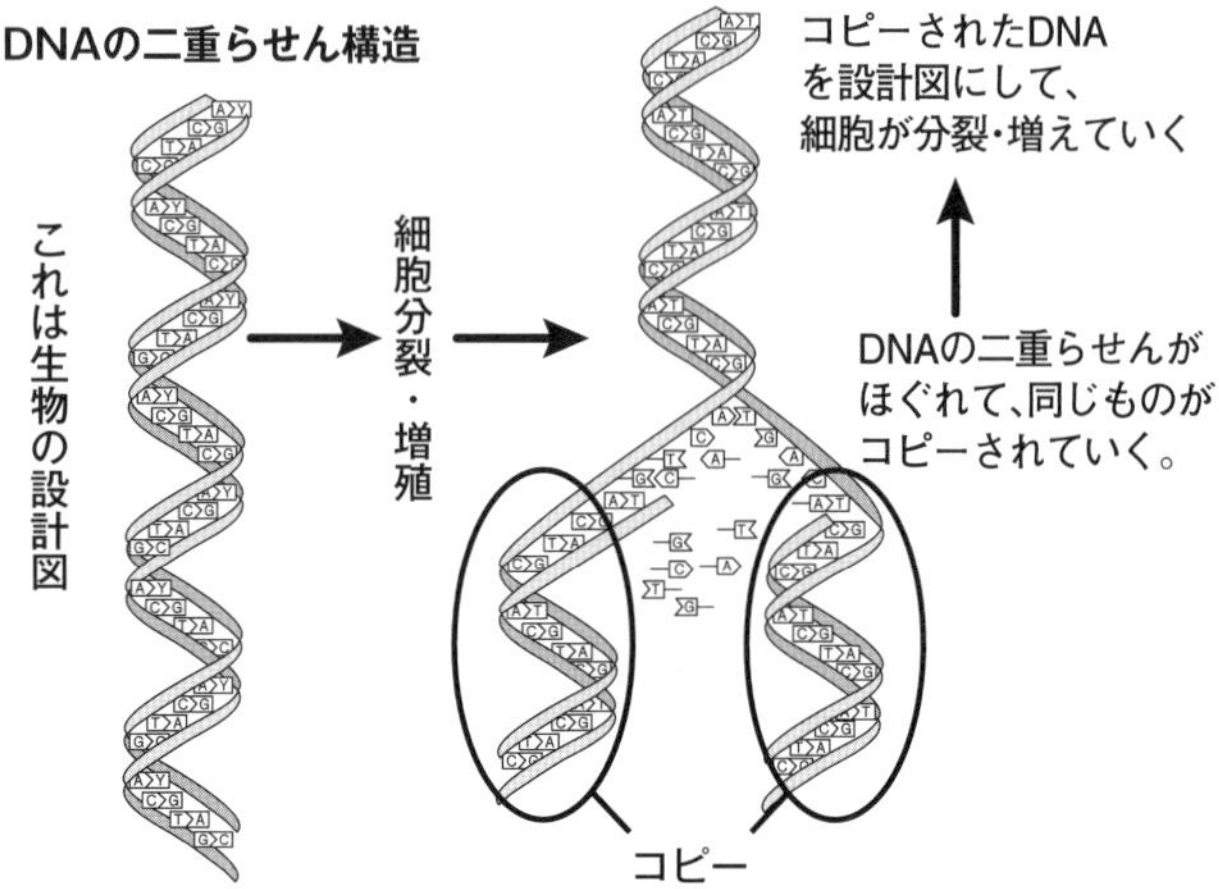

日々分裂を繰り返し、古い細胞が死んで新しい細胞に入れ替わります。

細胞が分裂する時、このＤＮＡの二重らせん構造は２つに割れ、１本ずつのＤＮＡの鎖になります。そうしてその１本のＤＮＡの鎖が自身のコピーを作ってもう１本の鎖を作り、再び二重らせん構造になります。

こうしてＤＮＡは常にコピーを繰り返して細胞分裂し、新しい細胞を作り出していくわけです。

ところが遺伝子に傷がついた細胞は、ＤＮＡ＝遺伝子情報に間違いが生じます。間違った遺伝子情報のまま分裂していくと、間違った細胞が次々に誕生するようになります。

間違った細胞＝死なない細胞

さてこの遺伝子の傷、それによって発生する「間違った情報」とは何でしょう。遺伝子の数は膨大でその情報もまた膨大ですが、がんにおける遺伝子の間違いは共通しています。それは、その細胞の「寿命」という情報が欠落していることです。

正常な細胞は、ＤＮＡによって寿命が決まっており、その時期が来たら分裂せずに死んでしまいます。例えば皮膚の細胞は寿命が来て死ぬと、表面からはがれて落ちていきます。その下には新しい皮膚の細胞ができており、この繰り返しが新陳代謝ということになります。(この寿命による細胞の死のことをアポトーシスといいます。)

ところががん細胞は、寿命という情報が壊れているので、時期が来ても消滅することができません。無限に細胞分裂を繰り返して増えてゆき、大きくなっていきます。死なない細胞。それががん細胞の最大の特徴です。

それだけではありません。がん細胞は本来の正常な機能を失っています。そうして患部だけでなく周囲の組織を圧迫するようになっていきます。それが胃にできれば食べ物の消化という働きが阻害され、肺にできれば呼吸の妨《さまた》げになります。骨にできれば運動機能に支障がおきます。

こうやってがんは、次第に生命活動そのものに支障を与えるようになっていくわけです。

遺伝子の傷を治してがん化を防ぐ

最近では広く知られるようになりましたが、我々の体内では、毎日数千個のがん細胞が発生しています。

細胞内にある遺伝子はそれほど丈夫なものではなく、紫外線やニコチンなどの化学物質、放射線、ストレス、あるいはこれらが生み出す活性酸素によって容易に傷ついてしまいます。

しかしその傷がすぐさまがんになるわけではありません。まずがん抑制遺伝子と呼

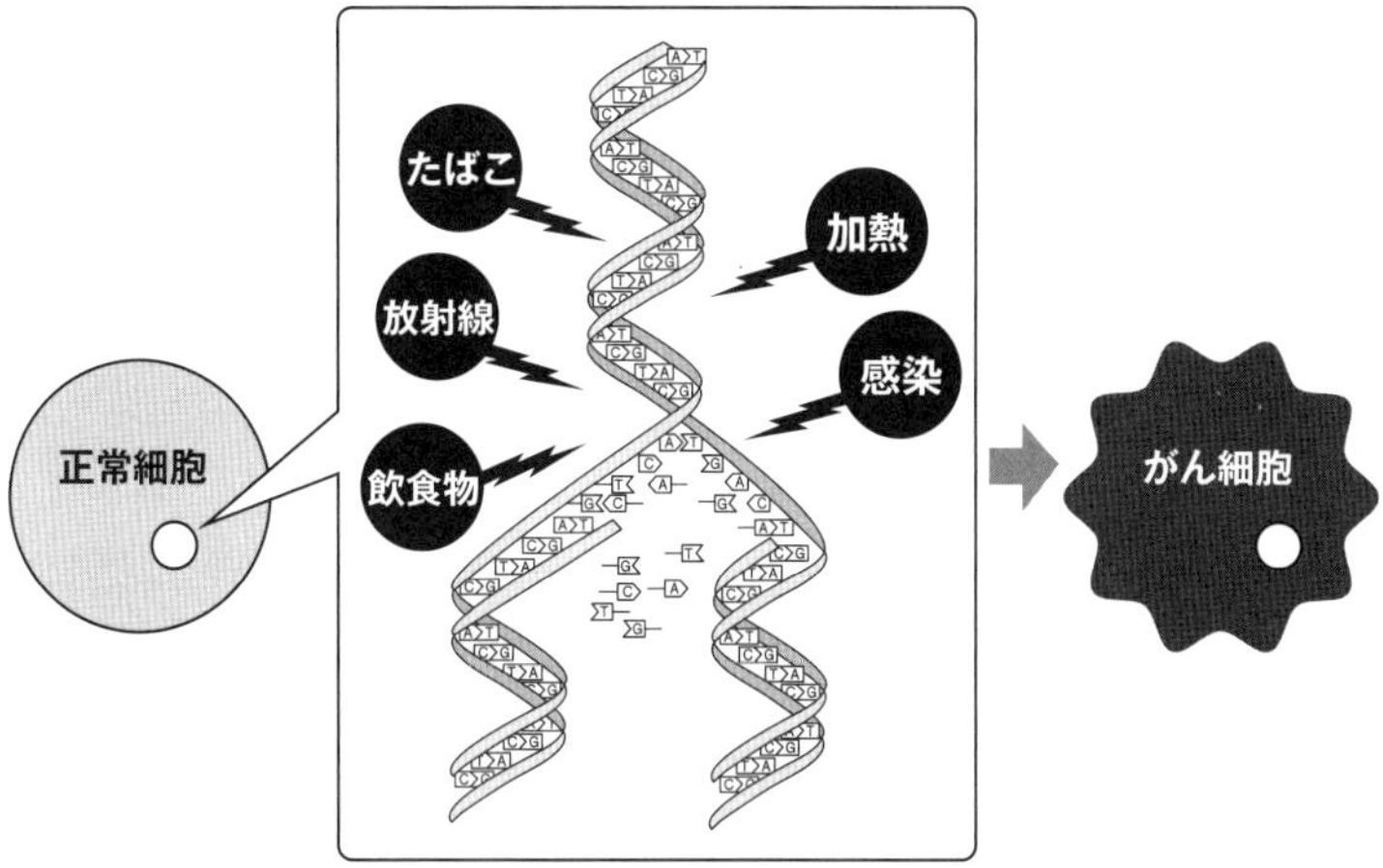

ばれる遺伝子によって修復され、もとの正常な遺伝子に回復します。あるいは遺伝子修復タンパク質や様々な抗酸化物質によって傷が治され、もとの正常な遺伝子に戻ります。この何段階もの修復作業がうまくいかない時、がん細胞が発生するわけです。

その結果、毎日数千個のがん細胞ができてしまうのですが、もしそうなっても、われわれの体には免疫という素晴らしい健康維持システムがあって、そう簡単にがん細胞を増殖させることはありません。

免疫システムの中でも血液中のリンパ球（免疫細胞）は、がん細胞に対する防衛部隊です。様々な免疫細胞が体内をくまなくパトロールし、がん細胞を発見してはこれを退治してくれるのです。

がんを排除するがん免疫

免疫システムはあらゆる健康問題に対応しています。風邪やインフルエンザのような感染症、ケガや火傷《やけど》のような外傷、骨折でも免疫システムが治癒に向けて働きます。中でも特にがんに対する働きのことを「がん免疫」、あるいは「腫瘍免疫」と呼びます。

前述のようにがん細胞は、遺伝子のコピーのミスによってがん化してしまった細胞であり、もともとは自分の細胞です。細菌やウイルスのような明らかな異物ではないので、見分けるのがとても難しいわけです。

それをちゃんと見分けて、この細胞は「自分自身ではない」「非自己」として認識すること、そして攻撃・殺傷し排除する働きが「がん免疫」です。

その働きの最前線は、全身をくまなくパトロールする白血球、例えばマクロファー

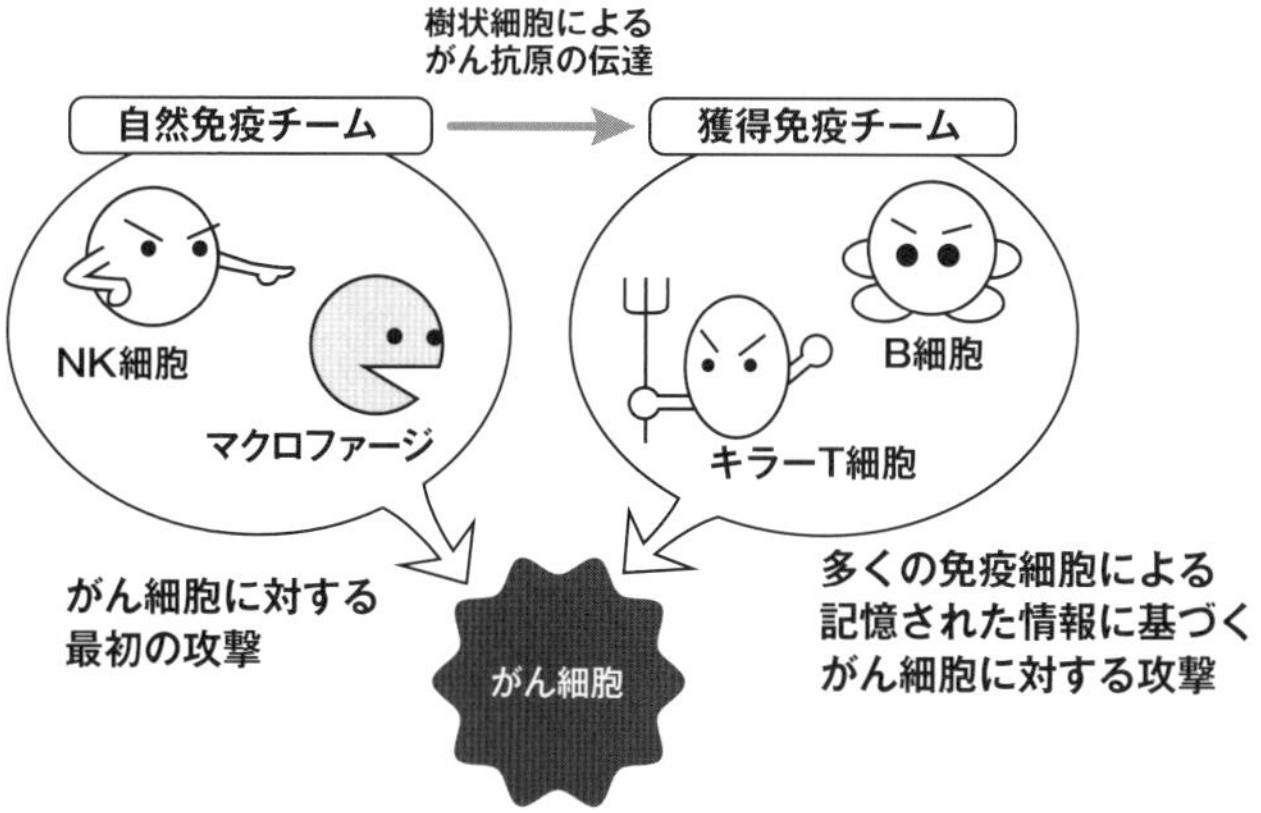

ジや樹状細胞、ＮＫ細胞などです。

これらの細胞は血液に乗って全身のすみずみまで監視しており、その過程でがん細胞を発見すると、これを食べたり、破壊したりします。これらは、発見したがん細胞をその場で殺傷、排除する働きです。こうした異物に対するダイレクトな働きを、生まれながらに持っている免疫、自然免疫といいます。

こうした最前線の免疫は、異物発見→殺傷、排除のみならず、免疫細胞が闘った相手は何者かを免疫防衛軍の司令塔であるヘルパーT細胞などに知らせる働きも持っています。

自然免疫だけではがん細胞に勝てなかった場合、樹状細胞等は、がん細胞の破片（抗原）を免疫反応の司令塔と言われるヘルパーT細胞などに渡して知らせます。この破片は、いわば「コイツは仲間のような顔をしているけれど敵だ！」といった指名手配写真のようなものです。

この破片（指名手配犯の写真）を受け取ったヘルパーT細胞は、仲間の免疫細胞たちに、攻撃指令を出します。「この写真のヤツをやっつけろ！」。

これによってキラーT細胞やB細胞などが参戦します。B細胞はがん細胞に対する弾丸（抗体）を生産して攻撃し、キラーT細胞らも活性化して直接攻撃をしかけます。

このようにがん細胞に対しては、あらゆる免疫細胞が立ち向かう総力戦となります。

がん免疫の主役・最強の殺し屋ＮＫ細胞

がん細胞に対して、最も強力な攻撃力を持つのはＮＫ細胞と呼ばれるリンパ球です。現在のがんと免疫の話でもよく登場するので、ご存じの方も多いでしょう。全リンパ球の10％～30％を占めるなど量的にも多く、非常に頼もしい細胞でもあります。

ＮＫ細胞は、他のリンパ球とは一線を画す独自の働きをすることで知られています。ＮＫ細胞はナチュラル・キラー細胞（natural killer cell ＝生まれながらの殺し屋細胞）の略です。名前からして強そうですが本当に強い働きをします。なにしろこの細胞は、司令塔であるヘルパーＴ細胞の命令を受けることなく、自らの判断で敵を発見し攻撃します。常にほぼ単独で体内をパトロールしており、がん細胞を見つけ次第これに接触し、攻撃を開始します。

攻撃方法は、ＮＫ細胞が持っている特殊な弾丸による狙撃です。その弾丸はパーフォリンという物質で、これを撃ち込んでがん細胞に穴を開け、グランザイムという顆粒を打ち込みます。グランザイムはがん遺伝子の鎖を断ち切り、がん細胞の無限の増殖を止め、死滅させるのです。

がん細胞を攻撃する免疫細胞には、他にキラーＴ細胞、ＮＫＴ細胞などがあり、見事な連携プレーを繰り広げています。

NK細胞を強化し免疫力、回復力を高めるアントロキノノール含有エキス

本書でご紹介するアントロキノノール含有エキスには、前述のNK細胞を活性化する働きがあると考えられています。それはこの物質に含まれるアントロキノノールそのものとβグルカン、トリテルペン類による二重、三重の力が働くためです。

第1章でご紹介したTさん（肺がん 60歳 P18参照）、Sさん（肝がん 70代 P21参照）たちががんを消滅させることができたのは、がん治療だけでなくアントロキノノール含有エキスの力が加わったからではないかと考えられるのです。

いずれも抗がん剤治療を受けておられますが、それだけではがんを消すことは出来ませんでした。その後、アントロキノノール含有エキスを飲むことによって、がんは消滅しています。これは抗がん剤によって衰えたがん細胞に、アントロキノノール含有エキスで強化されたNK細胞など免疫細胞の力が加わったからではないかと推察できます。

抗がん剤はもちろん外科手術も、患者さんの体力を落とし、免疫力を著《いちじる》しく低下させます。少なくともアントロキノノール含有エキスには、免疫力を高め、抗酸化力で炎症を抑える働きがあるので、がん治療を補完する働きは間違いなくあるはずです。

やはりがんに対しては、標準治療だけでなくアントロキノノール含有エキスのような補完療法があった方が、治癒の可能性は高まり、よりよい結果につながるのではないでしょうか。

年を取ると衰えてくるがん免疫

われわれの体に備わった遺伝子の修復システム、加えてがん免疫が完璧ならば、いくらがん細胞が毎日数千個も誕生しようと問題はありません。しかし年を取り体のあちこちが弱り始めると、遺伝子修復システムもがん免疫も同様に衰えてきます。

年をとって病気がちになるというのはそういうことで、免疫システムが取り逃がしたウイルスで風邪をひいたり、侵入した細菌で肺炎になったりします。若い頃には考えもしなかったような些細《ささい》な病気で寝込んだり、思わぬ病気で入院したりするものです。

がんも同様です。加齢とともに免疫システム全体が弱り、がん細胞を完全には退治できなくなってきます。

免疫システムの衰えに関して象徴的なのは、免疫細胞を作る胸腺の衰えです。胸腺はT細胞を育て上げる働きを担っているのですが、そのピークは20歳前くらいと言われています。それから徐々に衰えていき、中高年になるともはやT細胞を作れなくなってしまいます。

同様に、たくさんの免疫細胞をストックし、免疫細胞ががんを攻撃する物質（抗体）を作っている脾臓も、加齢と共に小さくなって働きが低下してしまうのです。

さらに固有の免疫細胞が常駐し、食物と一緒に入ってくる異物を選別している腸管も、次第に老化し弱ってきます。これによって腸管にいる免疫細胞も減少して働きが衰えるため、がん免疫だけでなく全身の免疫力も低下していきます。

がん免疫の衰えに乗じて生き残るがん細胞

加齢によって次第に衰えてくる免疫システム。免疫細胞自体も、胸腺や脾臓の縮小によって減っていき、若い頃のような機動力はなくなっていきます。

ところががん細胞自体は、老化によって減るどころか逆に増えていきます。

そうすると毎日数千個も誕生するがん細胞の中には、衰えた免疫細胞のパトロールの隙をぬって増殖し、成長を続けるものが現れるようになります。

もともとがん細胞は自分自身の細胞、自身の一部なので、姿かたちが正常細胞とよく似ています。衰えた免疫細胞にとって、決して発見しやすい敵ではありません。見分けがつきにくいばかりでなく、正常細胞と同じタンパク質を表面に表して仲間のふりをしたり、免疫細胞が攻撃できなくなるタンパク質を作ったりして、攻撃されないように防御してしまいます。

この「攻撃できなくなるタンパク質」とは、もともと正常な免疫細胞が反応を制御するために作っているものです。それをがん細胞も作ることが出来るわけですから、その巧妙さには驚かされます。

ちなみに現在、最も話題になっている抗がん剤オプジーボは、この「攻撃できなくなるタンパク質」を壊す薬です。

こうして免疫細胞とがん細胞の闘いが、加齢とともに不利になっていくのです。

免疫力には個人差がある。がん免疫にも個人差がある

しかし免疫力には個人差があります。いくつになっても風邪ひとつひかずに元気な人もいれば、若くても病気ばかりしている人もいます。これは持って生まれた体力、免疫力によるところもありますが、それ以上に生活習慣にも左右されます。

例えば食事、運動、睡眠、ストレス、アルコール、タバコなど、生活習慣には免疫力を高めるものもあれば下げるものもあります。がんを防ぐものもあれば、がんを促進するものもあります。

これはがん患者さんにも当てはまり、がんであるという事実がもたらす強いストレスや、抗がん剤などによるダメージで免疫力が急激に下がってしまう人もいれば、主体的に治療に臨《のぞ》み、じわじわと免疫力を持ち直す人もいます。

もちろんがんの部位や進行度、がんの性質による違いが一番大きいのですが、同じがんであっても経過や回復には大きな個人差があるのです。年だから、体力がないから、とあきらめるのではなく、がん治療に主体的にかかわり、どんな治療を受け、どんな目標を設定するかが大切です。

ポジティブに主体的にがん治療を行う人は、それだけでも免疫力が上がります。

がん細胞1センチまで10年以上。ただし…

がん細胞も、はじめはＤＮＡに傷のついたたった１個の細胞にすぎません。その大きさはわずか10ミクロン（１ミリの１００分の１）。目には見えませんし、ＣＴだろうがＰＥＴだろうが、判別不可能な大きさです。

そのたった1個の細胞が分裂し、１個が2個、２個が4個、４個が8個…と倍々に増えていくと、１００万個くらいで１ミリの大きさになります。そこからさらに画像診断で発見できる１センチにまで成長すると、がん細胞は1億個という数になります。

その時点で10年～20年、あるいはそれ以上の時間が経過していると言われています。がんは決して急速に大きくなるわけではなく、単純計算で成長する細胞です。

問題は１センチの後です。

１センチになるまで10年以上かかっているのですから、あと10年でようやく２センチかというと、そうではありませんね。常に倍々ゲームで増えているのですから、単純計算で１センチの次は２センチ、次は４センチ、次は８センチ、次は16センチです。10ミクロンから１センチまでは10年以上かかっても、その後は早いのです。

がんは早期発見が大事だといいますが、厳密に言えば１センチに成長しないとみつかりません。あまりに早期だと発見すら難しいものです。また、もしも２～３ミリというごくごく小さい状態で見つかった場合、免疫細胞によって退治されてしまう可能性もあるので、やみくもに切除するわけにはいきません。

しかも1センチを過ぎると急に大きくなってしまうので、この1センチの状態から1年以内に見つけることが早期治療のコツだといいます。

こうしたことから、早期発見・早期治療できるがんは、期間限定であることがおわかりいただけると思います。

慢性病としてのがん

がんは10年～20年という時間をかけて徐々に成立する病気です。食事や喫煙や飲酒、ふだんの生活などの積み重ね、そして何より加齢が大きな原因になっています。研究が進めば進むほど、がんは生活習慣病であり、高血圧や糖尿病と同様の慢性病であると考えられるようになってきました。

中にはウイルスや遺伝等による避けがたいがんもありますが、多くの原因はふだんの生活の積み重ねにあります。それも当たり前の、特に不健康とは言えない生活を送っている人が、年を取って免疫や代謝などが衰え、がんになるというのが実態です。「日本人の2人に1人ががんになる」のも自然な状況なのかもしれません。

一方、医学の進歩によって、そんながんも治るようになりました。あるいは進行を抑え、症状を緩和し、コントロールができるようになりました。そうなると今度は逆に、全ての技術とエネルギーを投じて、命がけでがんを取り除くことがベストとは言い切れなくなっているように思います。

がんは、できれば治す。しかし命を危険にさらすような治療はしない。優先すべきはその人の生活。そのために可能な限り知恵を絞って、あの手この手で治療を行う。そうした考え方が重要な時代になってきたようです。

長く上手に治療を続けるために

がんの治療といえば外科手術、抗がん剤、放射線の3大療法です。この3つが3大療法と言われるものであり、標準治療とも呼ばれます。

しかし実際は、標準治療によってがんが完治する人ばかりではありません。発見が遅かったり、再発や転移があったりと、難しいがんを抱える患者さんもおられます。

また実際には3大療法以外にも、ホルモン療法や温熱療法、漢方、そして免疫療法など色々な方法が試みられています。医療現場でも様々な方法を駆使して、患者さんの状態に合った治療が行われるようになりました。

がんには「再発」という困った病態があるため、一度治療がうまくいって、たとえば初期のがんを外科手術で取り除いても、それで終わりではありません。検査上、がんが体内にはない、という状態になっても半年、1年、5年という単位で経過を観察します。「がんがない」状態が5年続けば、ほぼ「再発はなかった」となり寛解《かんかい》とされます。10年たってようやくひと安心といったところでしょうか。

このようにがんは、一発勝負で治す病気ではありません。長く、上手に治療を続けながら徐々に消していく病気になったと言えるでしょう。

そうした場合、補完代替療法は重要になってきます。がん治療は、がんそのものを消すだけでなく、がん治療を続ける体力、免疫力が重要になってくるからです。

次の章からは、現代のがん治療と補完代替療法、合せて統合療法についてもご紹介していきます。

第3章

がんは統合療法でなければ治らない

～病院まかせでなく自分で自分を治す

多彩な現代のがん治療

がんの治療といえば、「外科療法（手術）」「化学療法（抗がん剤）」「放射線療法」の3つが治療の柱です。3大療法、標準治療と言われ、ほとんどのがんはこの3つのどれかを中心として治療が行われます。どれか1つだけというのではなく、手術と抗がん剤、あるいは抗がん剤と放射線などを組み合わせた治療（集学的治療）が行われます。

これ以外にも第4のがん治療として今大きな注目を集めているものに免疫療法があります。免疫療法には様々な手法があり、化学療法の一部にも内容的には免疫療法といえるものがあります。2017年、最も注目されている新薬「免疫チェックポイント阻害剤オプジーボ」も免疫療法の1つです。

さらに補完代替療法として漢方、温熱療法、ホルモン療法、マッサージや鍼灸《しんきゅう》、食事療法、サプリメントなど様々なものがあります。

今日、標準治療を基本として治療を進めていても、それ以外の方法を全く認めない人はほとんどいないでしょう。既に多くの補完代替療法が認知され、医療現場でも導入され始めています。むしろ標準治療だけで治るがんは、本当にごく初期の限られたがんだけであり、様々な方法を組み合わせた方が治癒の可能性は高くなります。

標準治療を効率よく進めるためにも、副作用を抑え、治療後の回復を早めるためにも、患者さんに合った補完代替療法は重要です。

本章では３大療法など現在のがん治療について、新しい情報を交えてご紹介しましょう。そして新しい時代を迎えたがんの補完代替療法、そしてあらゆる治療法を選択肢とする統合療法についてもご紹介してみましょう。

外科療法（手術）

患者さんの負担軽減を考えた手術

外科手術は、がんの病巣を切除してしまう治療です。がんが早期で、病巣が一箇所で他に広がっておらず、がんのサイズが小さければ、この方法が最も確実とされています。

ただしこの方法は、患者さんの体をメスで傷つけるため、身体的ダメージの大きい治療だと言えます。傷が治り、体の機能が回復するまでには時間がかかります。そのためかつてはがん＝手術＝長期入院というパターンが一般的でした。

最近は内視鏡で行う手術が盛んになり、患部を大きく切り開かなくても手術ができるケースが増えてきました。がんがどこにあるかによりますが、患部の周辺に小さな穴をあけ、内視鏡を挿入して病巣を切除します。

この方法は、傷が小さくて済むので術後の回復が早い、入院日数が短くなる、身体機能の損傷も小さくなるといったメリットがあります。内視鏡の進歩によって、患部の洗浄や薬剤の塗布といった治療もできます。

胃がんや大腸がんでは体に穴を開ける必要もないため、さらに患者さんの負担は軽くなりました。

ただし内視鏡にはデメリットもあります。

それはこの手術が、直接目では見えない患部をカメラの画像を頼りに切除するという、難しい技術が求められること。全ての外科医がこの高度な技術を習得しているとは限らないため、手術中の事故が起こりやすいことです。

内視鏡手術に限らず、医療事故は増えています。日本医療機能評価機構の発表によると、報告のあった医療事故は、２００５年の１１１４件から２０１５年の３３７４件と10年で３倍に増加しています。内視鏡手術では死亡事故も増えています。高度な技術には大きなリスクが伴うのです。

ロボット手術の方が安全？

高度な技術という点では、医療現場へのロボット、及びＡＩの導入が盛んです。がんにおいては、前立腺がんの手術を支援するロボット「ダビンチ」が有名になりました。ロボットといっても実際に操作するのは人間です。ダビンチには３Ｄカメラや手術道具、高度なモニターとコンピュータ制御システムが搭載されているので、手術スタッフの負担を軽くするだけでなく、手術の精度を飛躍的に高めたと言われています。

意外かもしれませんが、ダビンチを使った手術は、人間だけが行う手術に比べて安全性が高いと言います。出血量を抑え、術後の疼痛を軽減し、機能温存の向上もはかれるようです。

既に欧米では前立腺がんのロボット手術が当たり前になりつつあり、アメリカでは９割の前立腺がんの手術がダビンチで行われますが、日本は半数程度と、かなり遅れを取っているようです。

ＡＩもそうですが、ロボットは人間のようなムラがなく正確に作業を行います。複雑で高度な作業も、プログラムによってどんどん代替していくことができます。人間のように疲れることもなく、無理もしません。

大きなニュースになった、がん診断ロボット「ワトソン」も同様です。

2016年、急性骨髄性白血病として治療を受けていたある日本人女性が、ワトソンの診断によって、それまでの診断とは異なるタイプの白血病であることが判明しました。この診断で治療法を変えたところ、それまで悪化を続けていた症状が改善し、無事退院を果たしました。ワトソンには2000万件を超える研究論文と1500万件の薬の情報がインプットされており、患者さんの症状から瞬時にこれらのデータを検索します。ここにも人間特有の曖昧《あいまい》さやムラがなく、正確無比です。どんなに頭の良い人間にも不可能な判断力があります。

今後、医療現場には、こうしたハイテク技術がどんどん導入されていくでしょうが、はたして全ての患者さんがその恩恵を享受するまでには、どのくらいの時間がかかるのでしょうか。その技術をもって治る人と、その技術を試すことさえできない人がいます。医学の進歩は喜ばしいことですが、そこには必ず不平等感がつきまといます。

薬物療法（化学療法）

化学療法は、抗がん剤によってがん細胞を殺してしまう治療法です。新しい抗がん剤が次々に登場していますが、これこそ決定打、これだけでがんを治せる、という薬はまだありません。

抗がん剤には飲み薬や注射、点滴などがあります。薬を投与すると血液中に入り、全身をめぐる中でがん細胞に到達し、これを攻撃し殺します。薬が全身をめぐるので、どこにがんがあっても効き目を発揮しますが、逆に言えば、がん以外の全ての臓器は抗がん剤が到達してほしくないところです。

基本的に抗がん剤だけで治る可能性があるのは急性白血病、悪性リンパ腫、精巣（睾《こう》丸《がん》）腫瘍、絨毛《じゅうもう》がんなどに限られています。がんの進行を遅らせることができるのは乳がん、卵巣がん、骨髄腫、小細胞肺がん、慢性骨髄性白血病、低悪性度リンパ腫等です。いくらか効果があるとされるのは前立腺がん、甲状腺がん、骨肉腫、頭頸部がん、子宮がん、肺がん、大腸がん、胃がん、胆道がん等です。

効果がほとんど期待できないのは脳腫瘍、黒色腫、腎がん、膵がん、肝がん等です。

以上は国立がん研究センターのデータによりますが、抗がん剤に関して驚くほど悲観的、そして正直な説明になっていると思います。

繰り返すと、抗がん剤だけで治る可能性があるがんは少ないので、手術や放射線治療などと組み合わせて使われます。例えば手術の前に抗がん剤で病巣を小さくする、あるいは術後の再発予防や診断ではみつからない微細ながん細胞を殺すといった目的です。

副作用なしに抗がん作用は発揮できない

国立がん研究センターのホームページでは、抗がん剤について次のように説明しています。「抗がん剤は、効果が出る量と副作用が現れる量がほぼ同じ。場合によってはこれが逆転している。したがって、抗がん剤で効果を得るためには、副作用は避けられない薬である」としています。

これを補足するとこうなります。抗がん剤はがん細胞を毒性のつよい薬剤で殺してしまおうという治療法です。残念ながらこの薬は、がん細胞だけでなく他の健康な細胞にも同じように作用するので、患者さんもその毒性と闘わなければなりません。

抗がん剤は、総じて「細胞分裂の速い細胞」に効く性質があります。というより「分裂の速い細胞をターゲットにしている薬」です。従って分裂し増殖し続けるがん細胞と同様に、毛根や粘膜、骨髄、免疫細胞などの健康な細胞にも作用してしまいます。

こうした組織がダメージを受けるので悪心《おしん》、嘔吐《おうと》、脱毛、白血球・血小板減少、肝機能・腎機能障害といった症状が現れるわけです。

また患者さん本人には自覚がなくても、白血球・血小板の減少は生命維持にとって大問題です。

白血球とは免疫細胞のことであり、これが減れば免疫力が低下します。細菌やウイルスなどの病原体に対する抵抗力がなくなり、肺炎などにかかりやすくなります。こうした感染症は、がんよりはるかに危険で命取りになることもあります。

アントロキノノール含有エキスで副作用軽減

アントロキノノール含有エキスを使っている方の中には、「抗がん剤の副作用が軽くすんだ」という方がたくさんいらっしゃいます。

抗がん剤は正常な細胞にもダメージを与え、激しい炎症をひきおこし、細胞を死滅させてしまいます。多くの副作用はそこからひきおこされているので、アントロキノノール含有エキスによって炎症が治まれば、副作用も軽減されると考えられるのです。

脱毛、口内炎、貧血、下痢や便秘などは、いずれも抗がん剤によって細胞が炎症を起こして発生していることです。こうした症状が軽減されれば、患者さんのＱＯＬは向上し、ふだんの生活がぐんと楽になることは間違いありません。

副作用の軽減は、単に体が楽になるだけではありません。体が楽になれば食欲も出てきます。運動もできるし、仕事もできます。苦痛がなくなるということはストレスがなくなることです。趣味のゴルフや旅行やカラオケが楽しめるようになります。

こうしたことが気力・体力を高め、免疫力を高め、がんを克服する治癒力を高めることは間違いないのです。

「抗がん剤が効く」とはどういうことか

もう1つ、国立がん研究センターのホームページから引用して紹介しましょう。それは「抗がん剤が効く」ことの意味です。

「この抗がん剤はよく効く」と書いてあれば、おそらく「これでがんが治る」と考えられるかもしれません。しかし多くの場合、そういうことはあ

> りません。抗がん剤で治療して、画像診断ではがんが非常に小さくなり、よく効いたように感じたとしても、残念ながらまた大きくなってくることがあります。それでも見た目には著明に効いたようにみえますので、「効いた」といわれるわけです。例えば肺がんの効果判定では、ＣＴなどによる画像上で、50％以上の縮小を「効いた」と判断します。もちろん、抗がん剤でがんが完全に治るということもありますが、通常「抗がん剤が効く」という場合、「がんは治らないが寿命が延びる」、あるいは「寿命は延びないけれども、がんが小さくなって苦痛が軽減される」といった効果を表現しているのが現状です。もちろんそれで満足しているわけではなく、がんが完全に治ることを目指しています。しかし、難治性のがんの多くでは、効果よりも薬物有害反応の目立つことが少なくありません。

何と悲観的で、かつ正直な説明でしょう。抗がん剤の効果とは、治ることではなく一時的にがんが小さくなるという意味だと明言しています。

繰り返すと、抗がん剤は、一部のがんを除けば、治すほどの力は持っていないのです。その上、副作用は苦痛をもたらし、免疫力を下げ、感染症のリスクを高めて、命を危険にさらします。私たちは、抗がん剤はどういうものかを正しく認識しなくてはなりません。

これは決して抗がん剤を否定しているのではなく、事実を理解して使わなければならないということです。

がんを治すためには、他にもたくさんできることがある。自分でもできることがある。抗がん剤でがんを小さくできたら、それはそれでラッキーです。そうして副作用をなるべく軽減する。免疫力を高める。気力・体力を高める。そういう意識を高めて治療を進めることが重要であるということです。

免疫チェックポイント阻害剤オプジーボ。新薬はどこまで期待に応えてくれるのか

抗がん剤はこれまで３００種類ほど登場しています。新しい抗がん剤には常に期待がかけられていますが、時に、従来にはない大きな効果があるとして話題になる薬があります。２０１４年に登場したオプジーボもそうした新薬です。ここでこの薬を簡単に紹介してみましょう。

オプジーボ（薬剤名ニボルマブ）は当初、悪性黒色腫（メラノーマ）の薬として認可されましたが、肺がんや腎臓がんにも適用されることが決まり、またほとんどのがんにも有効とされ期待が高まるばかりです。

ではこの薬はなぜそんなにすごいのでしょう。そして本当に期待通りの薬なのでしょうか。まずその作用機序、つまり薬がどのように働くかをご紹介してみます。

オプジーボは、免疫チェックポイント阻害剤です。

まずがん細胞は、われわれの体の免疫細胞の攻撃を巧みに逃れるワザを持っていて、

抗PD-1 抗体の仕組み

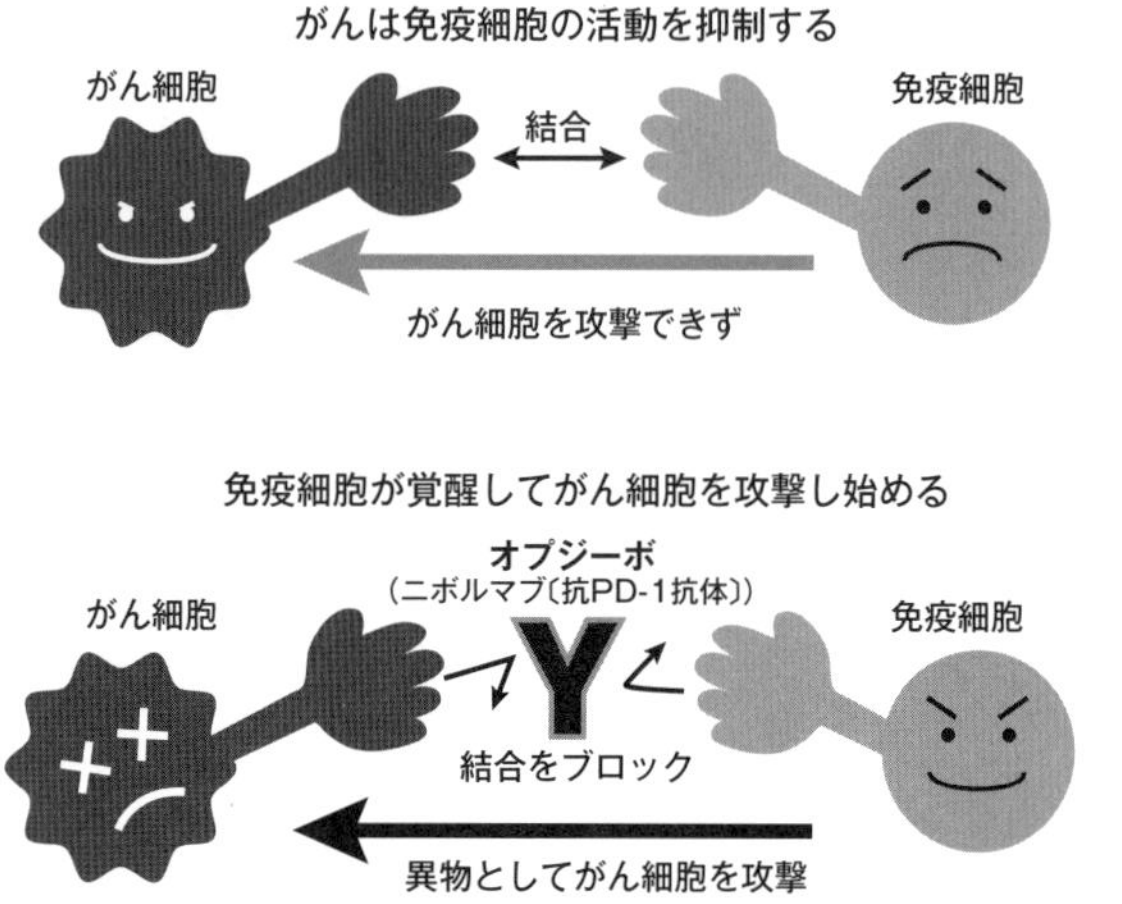

免疫チェックポイントもその1つです。

がんを攻撃する免疫細胞の一種であるT細胞は、がん細胞をみつけると接近して攻撃しようとします。ところががん細胞は、T細胞が攻撃を停止する分子(PD-L1)を表面に出し、T細胞から出ている分子とガッチリ結合します。これによってT細胞はブロックされ、攻撃することが出来なくなってしまいます。

免疫チェックポイント阻害剤は、この結合(免疫チェックポイント)を阻止するので、T細胞の攻撃を有効にするというわけです。その効果は、従来の抗がん剤の効き目をはるかに上回り、しかもほとんどのがんに有効とされています。

またオプジーボが、免疫力を高めることで強い抗がん作用を発揮すること、免疫力という潜在的な力でがんに勝つことが大変注目されています。

やはり強い副作用。莫大な費用

オプジーボの副作用は、従来のそれと変わらないようです。製造元の説明書では悪心（吐き気）、嘔吐、手足のしびれ、口内炎、食欲不振、胃腸障害などがあるとされ、こうした症状が８割の患者さんに起こるとされています。

重篤《じゅうとく》なものとして間質性肺疾患、重症筋無力症、筋炎、心筋炎などがあげられています。こちらは起こる確率は低いと言えば低いのですが、間質性肺疾患は確率４％とされています。４％とは１００人いれば４人はその症状が出るという意味であり、軽視はできません。命に関わるケースもあるので十分な注意が必要とされています。

多くの新薬でそうであるように、オプジーボも登場時のもてはやされ方は大変なものです。「画期的」「がん治療新時代」などと報道は加熱し、まるでどんながんでも治るかのような勢いです。有効性ばかりが強調されますが、実際に使われて時間がたたないと見えてこないものもたくさんあります。

特に副作用は、最初の発表は臨床試験の結果から導き出されているので、投与された患者さんは限られています。一般的な治療として、臨床試験の何倍もの人数の患者さんに使われた場合、必ず異なる結果が出てきます。

もしこれからオプジーボの使用を考えている方がいたら、ちょっとした不調も絶対に軽く考えず、必ず病院に相談するようにお願いします。

オプジーボに関してもう1つ問題となっているのは、高すぎる薬価です。1回の薬代が約66万円、1カ月で130万円！　もちろん健康保険がきき、高額療養費の対象になるので、患者さんの負担は1万2500円～7万円と言われていますが、差額を負担する国が「国をつぶす薬」として悲鳴を上げています。

脚光を浴びる免疫療法。サプリメントも有効

オプジーボの登場によって、「第４のがん治療」と言われる免疫療法に俄然《がぜん》注目が集まってきました。

いわゆる免疫療法とは、自身の免疫細胞を増強することでがん細胞を退治しようとする方法です。

その方法論は次のようなものです。

がんがある程度大きくなり、患者さんの体力が落ちてくると、がんに対抗する免疫力は低下していきます。がんの勢いが強くなることもありますが、抗がん剤などの治療では免疫細胞は激減し、がんはおろか風邪などのありふれた感染症にもかかりやすくなります。

そこで患者さんの血液から一定量の免疫細胞をいったん体外に取り出し、培養《ばいよう》して数や機能をアップして体内にもどすのがこの治療法、免疫療法です。

治療に用いるのは、がんに対する殺傷力の強いＮＫ細胞やキラーＴ細胞、ＮＫＴ細

胞のほか、がん細胞を発見して抗原提示する樹状細胞などです。ほかにもがん細胞を殺傷するサイトカインやがん細胞を特定する抗体など、様々な方法での治療が行われています。

これまで先進医療としての認可を得て、多くの医療機関で実施されてきました。培養する生体の種類も培養方法も多彩になっていますが、まだ保険適用になっておらず、自由診療のみの治療になっています。

免疫力を強化する抗がんサプリメント

免疫力を強化して抗がん作用を高めようとしているのは医薬品だけではありません。抗がんサプリメントにも同様の薬理作用をうたったものが少なくありません。これまで様々なものが登場し話題になっていますが、その有効性やエビデンス(科学的証拠)が確かなものは限られています。

本書でご紹介しているアントロキノノール含有エキスは、もともと抗がん剤の開発過程で誕生しているので、科学的証拠の積み重ねに関しては論を待ちません。

アントロキノノールそのものの抗がん作用はもとより、トリテルペン類やβグルカン、アデノシン、エルゴステロール、SODなどがんに勝つための有効成分がたっぷり含まれています。これらの成分は、様々な角度から免疫力を高める働きがあります。

たとえばβグルカンは、がんを攻撃するNK細胞やヘルパーT細胞を活性化し、がん細胞の発見や排除を促進します。トリテルペン類は炎症を抑制し、免疫細胞の過剰反応を防いで、免疫システム全体のバランスをとります。SODは細胞のがん化を防ぎ、進行を抑制します。また免疫細胞の酸化を抑え、活性の維持をはかります。

それぞれが違った角度から働きかけることで、免疫力全体の向上につながるのです。

アントロキノノール含有エキスには、医薬品のような副作用はありません。安心して使っていただけるのも大きな魅力です。

多彩で多機能、通院で治療可能になった放射線療法

放射線療法は、近年大きく進歩した治療法です。以前に比べると適用となるがんが増え、ほとんどすべてのがんに使うことができるようになりました。

その目的は多彩で、直接がんを死滅させるだけでなく、手術前にがんを小さくしたり、再発予防のために照射することもあります。がんによる痛みや神経症状、不快症状をとるなど、緩和ケアの治療を行うこともできます。根治治療から補助療法、苦痛をとる緩和ケアなど、多彩な役割を担うようになっています。

放射線療法のメリットは、やはり身体的なダメージが少ないこと。臓器の機能をそのまま残せるのは患者さんにとって大きなメリットです。

治療中、患者さんはベッドに横たわっていればよく、治療にかかる時間も通常、1

回に数十分程度です。放射線の照射には、多くの人が想像する熱感や痛みは全くありません。体感的にはCTやMRIなどの検査と変わりません。治療そのものには全くダメージがないので、体力のない高齢者でも問題なく治療を受けることができます。

基本的に通院で治療が可能なのも大きな特長です。普通の生活をしながら治療を続けられるのは、以前は考えられないことでした。そのため多くの患者さんは、仕事を続けながら病院に通っています。

再発には使えない。1回300万円の治療も

放射線療法は、デメリットもあります。放射線は、以前に比べれば照射の範囲が狭められ、患部以外へのダメージが少なくなったとはいえ、放射線を浴びることに変わりはありません。

そのため人体への悪影響を極力減らすため、人が生涯において照射可能な線量が部

位ごとに定められています。もしこの治療でがんが消え、その後再発した場合でも、再び同じ部位に放射線治療を行うことはできません。1つのがんに対し、放射線治療は1回限りと言われています。

第1章でご紹介した患者さんの中にも、放射線治療を受けた方が何人かいらっしゃいます。うまくいった方もおられますが、うまくいったもののその後転移し、放射線療法が二度と受けられないことから途方にくれた方もおられます。効果があると言っても難しい問題もはらんでいるわけです。

放射線治療には副作用もあります。個人差は大きいものの、放射線を照射した部分が赤くなったり、かゆみ、乾燥が起きることがあります。頭部照射の場合の脱毛、胸部照射の場合の肺炎など、どこを治療するかによって副作用の現れ方は異なります。

また治療後、全身に疲労感、倦怠感がおこることがあります。

放射線治療のもう1つのデメリットは、同じ放射線療法の中でも健康保険が利かないものがあることです。がんの部位によって健康保険が利くものと利かないものがあったり、陽子線治療と重粒子線治療のようにそもそも全額自己負担のものもあります。この場合、１回の治療費は３００万円くらいと非常に高額です。

また、これはあまり知られていないことですが、健康保険が利かない治療には高額療養費制度が使えません。したがって数百万円以上かかるとしたら、まるまる自己負担を覚悟しなくてはなりません。

先端医療全体に当てはまることですが、がん治療は決して公平とは言えません。国民皆保険があっても、適用にならない治療がたくさんあります。

がんの治療法はガイドラインによって決まっている

がんになったらどんな病院を受診するかは、大きな問題です。有名な大病院、マスコミによく登場する有名なドクター、あるいは小規模でも手厚いケアが受けられる病院など病院選びは大変に難しいものです。

ただ日本では厚生労働省、学会や医師会など組織のつながりが強いため、大学病院から小さな町医者まで連携がとれています。近所のかかりつけ医にかかっていた人が検査でがんがわかると、おそらく地域のがん拠点病院に紹介されることが多いでしょう。

そういった大病院を受診すれば、がんの治療は、標準治療のガイドラインにのっとって進められることになります。がんの種類、進行度、余病などによって異なりますが、基本的には同じ治療になるはずです。

それでは標準治療のガイドラインとは何でしょうか。誰がそれを決めているのでしょうか。

例えば大腸がんであれば大腸癌研究会という学会があり、国や営利・非営利団体などとは独立して「大腸癌治療ガイドライン」を作成しています。数年ごとに新しい研究成果を盛り込んで改訂版を出しています。

日本中の病院がこのガイドラインに沿って治療を行うので、われわれ日本人は、日本中どこへ行ってもほぼ同じ治療を受けることが出来、不公平が生じないようになっているわけです。

しかしそうはいっても病院ごとの違いはあります。患者さんだけでなく多くの人が、病院によって治療には違いがあり、結果も違うと感じています。どの病院にいくべきか、判断材料となるデータがあればいいと思っています。

病院によって異なる5年生存率。肺がんで最高68・9％から最低2・3％の開き

そうした国民の期待に応えるかたちで、国立がん研究センターは「５年相対生存率」について、がん治療拠点の１８８の病院別データを初めて公表しました。それを見ると、病院ごとの生存率のバラつきがはっきりとわかります。

もちろん重症の患者さんは、がんの拠点病院でも評判のいいところを選ぶでしょう。そうした病院は重症の患者さんが多くなります。ごくごく早期の患者さんは、重症の患者さんに比べれば、それほど悩まずに病院を選ぶかもしれません。悩んで時間をか

けるよりは早急に手術した方がいいかもしれないからです。そうなると5年生存率は、どうしても重症の患者さんが集まる病院の方が低くなると考えられます。

そうしたことを考慮しても、生存率の差に対する不安はぬぐえません。

例えば、日本人のがん死で最も多い肺がんでは、5年生存率が最もよかった病院では68・9％ですが、最も悪かった病院は2・3％です。

「どんな病状の患者さんがその病院で治療を受けたのかが考慮されていないので、一概に病院に優劣はつけられない」というのが新聞等の解説ですが、それにしても驚くべき差です。もし自分が肺がんであったら、果たして5年生存率2・3％の病院を選ぶでしょうか。

病院選びの判断材料になるか

病院ごとのがん患者の5年生存率は、患者の多い主要5部位のがん（胃、大腸、肝臓、肺、乳房）について、患者の年代、がんの進行度を示す病期（ステージ）ごとの患者数、手術率などが公表されています。

こうした情報を公開したのは確かに英断と言えるでしょう。新聞によると国立がん研究センターは「病院ごとの特徴を読み取り、受診の参考にしてほしい」と説明しています。

この調査結果は国立がん研究センターのウェブサイト「がん情報サービス」内で公開されているのですが、それなら、とがん研究センターのウェブサイトを開いた人は、おそらく呆然とするでしょう。

そのデータは、仮に印刷するとしたらゆうに５００ページを超え、一般の人が簡単に読み取って理解できるものではありません。詳しく調べて詳細を公開し、国民の要望に応えたように見えて、実はかえってわかりにくくしているように感じるのです。

新聞や雑誌の記者や統計に強い人なら、様々な資料を読みなれています。こうした膨大なデータから知りたいことを読み取ることができるでしょう。そうして報道という形で知らせてくれますが、そうでない人には難解すぎます。

優劣をつけてほしくない。比べてほしくない。みんなガイドラインに従って一生懸命やっているのだから、患者さんは、かかりつけ医の紹介した病院で、主治医のいうことを聞いておとなしく治療を受けてほしい。

日本の医療の頂点付近にいる人たちには、そんな底意があるのではないか。そんなうがった見方をしたくなってしまいます。

西洋医学の限界と世界が注目する東洋医学

日本の医学は世界のトップクラスにあります。日本人が世界で最も長寿なのは、健康的な日本食だけでなく、進歩し充実した医療体制のおかげです。

しかし当たり前ですが、全てにおいてトップというわけではありません。海外に学んで、日本にない技術やノウハウ、システム、技術は取り入れていくべきです。

そうして海外を見渡した時に、意外にも欧米の医学、西洋医学が東洋医学に熱い視線を注いでいることに気づくのです。

例えば漢方。今日、漢方薬の需要は西欧諸国を中心にうなぎのぼり。原材料の輸出元は中国、製品の最大の輸出元は日本です。

欧米で盛んなサプリメントも、その材料の多くは中国などからの輸入です。欧米からの買い付けの増加に原産地は大忙しですが、同時に価格は高騰し続けています。世界中が漢方薬やサプリメントの素材をほしがっている。中国も日本も世界の需要に応えるべく増産に励んでいます。

欧米で東洋医学が注目され、漢方薬やサプリメントの素材が求められるのにはいくつか理由があります。例えば医療費の高すぎるアメリカ、昔からハーブなどの民間療法が生活に根付いているヨーロッパなどそれぞれに理由がありますが、現代において欧米諸国が感じているのは、やはり西洋医学の限界です。

特にがんは、生活習慣をもとに長い時間をかけて発症し、長い時間をかけて身体を冒していく慢性病です。対症療法である手術や薬、放射線では容易に消えてくれず、いったん消えても再発、転移します。

ところがそこに東洋医学的な治療を加えると、思わぬプラスの作用がもたらされることがあります。そのことに多くの医師達が気づくようになったのです。漢方薬やその素材が欧米で需要増大しているのは、そうした理由からです。

最良の治療は人によって違う

最良の治療は万人に共通とは限りません。とくにがんのような慢性病は、最良の治療は人によって違うことがあります。

西洋医学でできないことが、東洋医学的なアプローチをするとうまくいく。それは東洋医学が、人間の健康や病気を全人的にとらえ、病んでいる部分のみを治すのでなく全身の状態をよくして治す力をつけるからです。

ちなみに本書でご紹介しているアントロキノノール含有エキスの原材料であるベニクスノキタケは、台湾に自生する薬用キノコです。このキノコは日本でもよく知られるサルノコシカケ＝霊芝の一種で、現地では「霊芝の王」と言われています。

現在ではベニクスノキタケから抽出されたアントロキノノールが、抗がん剤としてアメリカや台湾で臨床試験が進められていますが、そもそもが漢方薬、民間薬です。

抗がん剤としての薬理作用はもちろん重要ですが、生物としてのベニクスノキタケが持つ成分全てが貴重であり、ある意味では抗がん作用のみの薬より役に立つのではないかと思われます。アントロキノノール含有エキスというサプリメントが誕生したのは、そうした経緯もあるのです。

がん治療のあらゆる弱点をカバーするアントロキノノール含有エキス

がんの患者さん、特にがん治療を受けた患者さんの多くは、身体的に大きなダメージを受けています。手術、抗がん剤、放射線などの標準治療は、がん細胞を叩くと同時に健康な体や細胞を傷つけているので、治療がうまくいっても体はかなり弱ってしまいます。本人が体感するしんどさだけでなく、体内では免疫力が低下し、感染症の危険が高まっています。

例えばがん治療の後、胃がムカムカして軽い頭痛があり、気分がふさいで夜眠れない、一日中だるく、足がむくみ、腰痛と便秘がある。

こうした漫然とした症状を西洋医学の薬で改善しようとすると、消化器系の薬、神経科系の薬、呼吸器系の薬……と、症状に応じた何種類もの薬を使わなければなりません。飲み合わせや副作用の問題もあって、なかなかうまくいかず、患者さんもあきらめていることが多いようです。そして我慢できるなら我慢してしまうのです。

アントロキノノール含有エキスには、アントロキノノールだけでなく、ベニクスノキタケが持っている様々な成分、例えば免疫力を高めるβグルカン、血圧を下げ炎症を抑えるトリテルペン類、肝機能を改善するＧＡＢＡ、活性酸素を除去するＳＯＤなどが豊富に含まれています。

こうした様々な成分が相まって、全身症状を軽くしてくれるのです。

がんの治療を受けながらアントロキノノール含有エキスをつかった人が元気で、「副作用が軽かった」というのは、これらの成分の働きによるところが大きいと言えるでしょう。

約半数が利用する補完代替療法

がんの患者さんで、病院での治療以外に何かしら効果のありそうなものを試している人はたくさんおられることでしょう。漢方薬、ビタミン剤、サプリメント、鍼灸、整体、マッサージ、温熱療法、アロマテラピー、ゲルソン療法、マクロビオティック……。まだまだたくさんの方法があります。

２００５年の厚生労働省の統計によると、これら補完代替療法と呼ばれるものを試している人（試したことがある人）は、がん患者の約半数に上るようです。実際はもっと多いのではないでしょうか。

かつてはこうした方法は「エビデンス（科学的根拠）がない」として否定的な医師・医療関係者がたくさんいました。

しかし最近は風潮が大きく変わりました。それは前述のように、欧米では補完代替療法は日本より普通に行われており、その視線は日本をはじめとした東洋医学に注がれているからです。漢方薬やその素材の需要が急増しているのも、まさにその表れだと言えるでしょう。

日本の医学はこうした欧米のトレンドに弱く、いつのまにか宗旨替えをして、補完代替療法を評価するようになっています。

また既に漢方薬は普通の薬と同様に処方されていますし、マッサージなどの理学療法も当たり前に病院内で実施されています。いずれも健康保険適用です。欧米ではこうした方法は基本的に自由診療であることを考えると、日本は必ずしも西洋医学一辺倒の頑迷《がんめい》な国ではないと言えるでしょう。

最近は、通常の医学治療と補完代替療法を組み合わせる医療を「統合医療」と呼び、医療機関でも徐々に行われるようになっています。

世界標準。アメリカの補完代替療法、そして統合腫瘍学

東洋医学に対する欧米の評価が上がるにつれて、日本の医療も変わってきました。西洋医学の本家本元であるアメリカでは、補完代替医療が盛んで、がんに関しては全米トップクラスの病院が、統合医療という看板を掲げて治療にあたっています。例えばスローン・ケタリング記念がんセンターやアンダーソンがんセンター、メイヨー・クリニック（全米病院ランキング１位）などがそれです。

またアメリカの医科大学の半数以上が補完代替医療の授業や教育コースを設けており、医師としてこの分野を知らないではやっていけない状況になっています。

最近ではがんの治療を統合療法で行う「統合腫瘍学」という分野も活発になっており、前述の名だたる病院や研究機関が導入しています。興味深いのはがん治療に様々な補完代替療法を取り入れ、その有効、無効を公表していることです。

アメリカだけでなくヨーロッパでも、がんの統合療法は支持されています。既に述べたように、ヨーロッパにも古くから伝わる民間療法があり、通常の医療と併せて利

用するのが当たり前だからです。

ただ1つ断っておきたいのは、欧米における補完代替療法、そして統合療法は、常に科学的検証を繰り返し、有効性が確かめられているということ。やみくもに話題のサプリメントが使われたりしているわけではありません。

その結果、これまでがんに効果があるとされたビタミンAが逆に「要注意物質」になったり、がんの血管新生を防ぐとされたサメ軟骨が「効果なし」とされるなど、評価が変わるものが出てきました。ビタミン類は総じてがんに対して要注意の判定が下りつつあるようです。

そうした検証の中で有効性が認められたものが、世界標準の補完代替療法であり、がんの統合療法ということです。

自分で治療法を決める

がんの補完代替療法、そして統合療法は、日本でも広まりつつあります。

こうした流れは確実に医療現場を変えつつあり、日本でもいくつかの大学病院で補完代替医療外来を開設しています。

大阪大学医学部附属病院や徳島大学病院、金沢大学附属病院などがそうで、大阪大学と金沢大学の医学部には補完代替医療の講座もあります。

また四国がんセンターは、研究として「がんの補完代替療法の科学的検証」を行っており、サプリメントの臨床試験も積極的に行っていて非常に興味深いものがあります。

おそらく今後はもっと多くの医療機関が、こうした相談にのる窓口を開くと考えられています。またそうした体制が整わなければ、患者さんと医療機関が本当の意味で協力してがんの治療を進めるとはいえないでしょう。

これからはがんの治療も、ひとまかせ、病院まかせの時代ではありません。自ら治療の内容を吟味《ぎんみ》し、セカンドオピニオンを活用し、自分で決める時代です。

補完代替療法に関しても、情報を集め、できれば医師に相談し、協力を仰いで行った方がいいのです。

効くサプリメントの選び方

もし通常のがん治療と平行して補完代替療法を試すのであれば、いくつか注意すべき点があります。

機能性食品やサプリメントの場合、最低でも確認していただきたいのは安全性です。安全性の試験をきちんとクリアしているかどうか、現在の治療の妨げにならないかどうか、確認する必要があります。

何種類もの安全性試験を受けて結果が出ていれば、まずサプリメントのウェブサイトで公表しているはずです。もしそうした記述がないようであれば、安全性に関しては疑問符がつきます。

あるいは薬の相互作用（飲み合わせ）の問題は重要です。患者さんの病状によっては、ありふれたビタミン剤でも避けた方がよい場合があります。血小板が減少している、抗凝固剤（血液が固まりにくくなる）を使っている、手術を予定している人は、ビタミンC、ビタミンEなどの抗凝固作用のあるものは、効果が強まるのでよくありません。

あるいは、そのサプリメントだけで「がんが治る」といった極端なふれこみ。これは明らかに問題ありです。患者さんはがんという病気の深刻さによって、極端な回復例を盲信《もうしん》してしまうケースがあります。そうして通常の医学治療を中止、あるいは治療の機会を逸して手遅れになる患者さんがおられます。サプリメントは基本的にはがん治療と平行して行い、治療を助ける働きを持つものです。

効能については、必要な実験や臨床試験など科学的検証を行って結果を出しているかどうかです。これが最も重要なポイントです。

科学的根拠のあるサプリメントを選ぶ

医学治療は「科学的根拠に基づいたもの」でなければならないといいます。今日、サプリメントも同様です。

サプリメントの多くは、世界の様々な地域の民間薬で、その地域の人々が昔から薬として使っていた天然の動植物を材料にしたものです。その地域で昔から使われていたから効きそうだ、とは思いますが、それだけではあまり信頼がおけません。人が口にする以上、やはり安全性と効果を示す証拠が必要です。

それでは科学的根拠とはどのようなものなのでしょう。

一般に科学的根拠という場合、まず具体的な研究が行われていることが必要です。「○○国の人たちが下痢が治ると言っていた」ではダメで、実際に下痢が治るかどうか、科学的に調べなければなりません。

科学的検証① 実験、試験の結果が紹介されているか。「試験管内」→「動物実験」→「ヒト対象の臨床試験」

具体的な実験の場合、はじめは試験管内で培養した細胞などを使って実験が行われます。ついでラットやマウス等を使った動物実験、次にヒトを対象とした臨床試験になります。

試験管内、動物実験、ヒト対象、この順番で信頼性は高くなります。よく試験管だけの実験、動物実験だけの有効性試験がありますが。これではヒトに対して有効かどうかはわかりません。「効くかもしれない」というレベルであり、可能性は低くなります。

科学的検証② ヒト対象の臨床試験にもランクがある

実験についてもう少し詳しくみていきましょう。

ヒトを対象とした実験で、最も信頼性の高いのは「ランダム化比較試験」です。これは試験の対象者をランダム（無作為）に2つのグループに分け、一方には従来の治療薬、もう一方には新しい医薬品を摂取してもらって効果を比べる方法です。医薬品は通常、すべてがこの試験をクリアして認可を受けています。

次に信頼性が高いのは「非ランダム化比較試験」。こちらは対象者をランダムではないやり方で分け、同じ治療薬を摂取するか摂取しないかで比較する方法です。「ランダム化比較試験」に比べると、やや信頼度が下がると言われています。

できればサプリメントも「ランダム化比較試験」によって検証してほしいものですが、この方法には莫大な費用と時間がかかります。製薬メーカーが億単位の費用をかけて行うものであり、資金力のない企業や団体には難しい方法です。

科学的検証③　研究論文が専門的な学術誌に発表されているか

次に、こうした実験などの研究が論文となり、専門的な学術雑誌で発表されているかどうかです。

よく「○○学会発表」という記述で科学的検証を紹介しているケースがありますが、科学的根拠としてはあまり評価されません。

論文を専門的な学術誌に投稿し、掲載されてはじめて科学的根拠があるとみなされます。学術誌では、その分野の専門家が論文を読み、実験内容を評価し、価値が認められたものが掲載されます。この作業を査読《さどく》と言います。

専門誌に掲載された論文は、多くの研究者の目に触れ、引用、参照されます。こうした繰り返しによって、その論文はさらに検証され続けます。

抗がんサプリメントに求められる3つの要素

①免疫力の向上

がんに有効であるとは、どういったことを意味するのでしょうか。

第1に考えられるのは免疫力の向上です。

がんは、ある日突然発症する病気ではありません。たった1個の正常な細胞が、DNA＝遺伝子のコピーのミスにより異常になり、そのまま分裂するところから始まります。1個が2個に、2個が4個にと倍々に増えてゆき、1億個になると大きさが直径1センチ、重さ1gのがん細胞の塊《かたまり》になります。これがようやく画像診断でみつかる大きさです。

われわれの体の免疫システムは、こうしたがん細胞の発生や成長に常に対応していきます。免疫細胞が常に体内を監視し、がん細胞を見つけ次第殺傷して消してしまいます。がん細胞は毎日数千個は発生していますが、免疫システムがしっかり働いていると、それらはみな処分され、がんの発症には至りません。

しかし、がんが生活習慣病というように、食事や生活の乱れ、ストレス、喫煙などによってがん化する細胞は増えていきます。そして加齢により、自然に免疫力は低下していきます。そのために免疫細胞の監視をかいくぐって、成長するがん細胞が増えていくのです。やがて1億個を超える塊になったがん細胞は、さらに増殖のスピードを上げ、臓器を侵食していきます。

がん細胞の発生から増殖のどの段階でも、免疫システムが強固であればがんの発症は防げます。またある程度成長したがんに対しても、がん細胞を発見、殺傷する力が強ければ、治すことが出来るでしょう。

抗がんサプリに求められるのは、こうした免疫の低下をくいとめ、再びがん細胞を退治するレベルに向上させることです。

がんが増殖して大きくなったということは、既に免疫力の低下を意味しています。がんの医学治療は、残念ながら、さらに免疫力を下げてしまいます。特に抗がん剤はがん細胞と一緒に免疫細胞を殺してしまうため、自前の免疫力は機能停止状態といっていいでしょう。ほかにも抗がん剤によって体が受けるダメージは計り知れないために、体力の低下や苦痛による消耗で、回復にはかなりの時間がかかります。

免疫力を高めるサプリメントは、免疫細胞の数を増やし、活性を高め、それらの組織の修復を早めるものです。効果的なサプリメントは、抗がん剤によって弱体化した免疫システム全体を正常な状態に引き戻す働きの強いものです。

がん細胞は大変特異な性質を持っており、同じ抗がん剤がいずれは効かなくなる薬剤耐性や、免疫細胞の監視をすり抜けるという巧妙なすべも持っています。

抗がん剤の働きについては既にご説明したように、それだけでがん細胞を消滅させるだけの力は持っていません。

抗がん剤治療をして生き残ったがん細胞があれば、それは以前より強力でさらに巧妙になり、同じ抗がん剤は効かなくなっています。

がんを消滅させるためには、治療によって低下した免疫力を再び高め、これ以上の増殖を防ぐこと。抗がんサプリに最も期待されるのは、がん治療によって低下した免疫力を再び高めることです。

第1章でご紹介した方の中に、アントロキノノール含有エキスを継続して服用し、抗がん剤の副作用に耐えられたという方がおられます。膵臓がんのステージⅣで手術が不可能だった方で、放射線治療と抗がん剤、そしてアントロキノノール含有エキスを服用し、がんが消滅した方です。

アントロキノノール含有エキスはがん治療によって低下した免疫力を高め、治療の継続を可能にしているのです。

②活性酸素を除去する高い抗酸化力

発がん物質は遺伝子、細胞を酸化しがん化を促進します。

がんの原因として挙げられているタバコや紫外線、放射線、あるいは化学物質に含まれる様々な発がん性物質は、全て活性酸素を発生させます。この活性酸素が細胞内の遺伝子を傷つけ、コピーミスが起こり、がん細胞ができてしまいます。

また組織に慢性の炎症があるとがんが起こりやすくなりますが、炎症部分ではやはり活性酸素が多く発生し、遺伝子を傷つけて変異を起こします。炎症によって細胞が死ぬと、それを補うために細胞増殖がおこります。細胞の増殖が多ければ多いほど、遺伝子に傷のついたがん細胞が生まれる可能性が増えてしまいます。

活性酸素による傷、といっても活性酸素が刃物をふりまわしたり毒をまき散らしているわけではありません。活性酸素は、単に電子が不安定な状態の酸素です。不安定であるため、周囲から電子を奪って安定しようとします。これが「酸化」という現象です。

たとえば重要な栄養素といわれる不飽和脂肪酸が酸化されると、過酸化脂質になり、血管にこびりついて動脈硬化の原因になります。タンパク質が酸化されると、構成しているアミノ酸のつながりが切れてしまい、細胞膜の再生や修復がうまくいかなくなります。このように我々の体の中では、常に酸化によって細胞が傷つき、がん化する可能性が高くなっているのです。

こうした活性酸素による酸化、酸化による遺伝子の傷を防ぐために、サプリメントにはつよい抗酸化力が求められています。

抗酸化物質は野菜や果物などの食品中に多く含まれており、細胞や組織の酸化を防ぐことから、あらゆる種類のがんの発生を予防すると考えられています。たとえば日常的に抗酸化物質であるビタミンC、ビタミンE、カロテンなどが豊富な野菜や果物をたくさん食べる人は、がんになりにくいことがわかっています。

③細胞死アポトーシスを誘導

全ての細胞には寿命があり、その寿命は遺伝子にあらかじめプログラムされています。細胞の寿命は短いものから長いものまで色々で、短命な細胞はわずか1日、長生きな細胞は何十年も生きると考えられています。

寿命が来ると細胞は分裂を止め自然に死に、新しい細胞がとって代わります。この細胞の自然死のことをアポトーシスといいます。

これは正常な細胞の話で、がん化した細胞にはあてはまりません。がん細胞は寿命のプログラムが壊れてしまった細胞なので、栄養や酸素が確保されていれば死ぬことはありません。無限に増殖し無限に生き続ける細胞です。結果としてがんの宿主、つまり患者が亡くなるまで生き続けます。

そこで手術でがん細胞を除去してしまえば、増殖は止まり、がんの脅威は消滅します。初期のがんに手術が有効なのはそのためです。

ところがそれが難しいのががんという病気で、除去したはずのがん細胞がわずかに残っていれば再発し、再び増殖を始めます。

治療薬の開発においても、がん細胞に再びアポトーシスを引き起こすことは出来ないかという研究が行われていますが、なかなか実現できないようです。

しかし自然素材をもとにしたサプリメントの中には、特異な成分によってがん細胞の自然死＝アポトーシスを誘導するものがあることがわかっています。

東京工業大の大隅良典栄誉教授がノーベル医学生理学賞を受賞した研究で知られるオートファジー（自食作用）とは、細胞自身が不要なたんぱく質を自身で分解する仕組みのことです。この現象は細胞に核のあるすべての生物が持つもので、その細胞の中で起こっている分解作用のことです。

壊れたプログラムを修復するというのは難しいものの、細胞が持つオートファジー機能を刺激することで、がん細胞の自然消滅（アポトーシス）を招きます。

がん細胞だけに作用し、他の正常な細胞に作用しなければ、これほど理想的な抗がん作用はありません。

さて本書でご紹介しているアントロキノノール含有エキスには、今ご紹介した抗がんサプリメントに求められる３つの要素が全て備わっています。次章ではこれらの要素についての科学的検証をご紹介します。

第4章

アントロキノノールの抗がん成分とは

がん細胞増殖のスイッチを切るアントロキノノール

希少疾病用医薬品（ＯＤ）とは何か

現在、アメリカで、これまでとは全く異なる新しい薬の臨床試験が進んでいます。その新薬とは、本書でご紹介しているアントロキノノールを有効成分とする抗がん剤です。

既にアメリカの食品医薬品局（ＵＳ　ＦＤＡ）から、いくつかのがんに対する希少疾病用医薬品（Orphan Drug　オーファン・ドラッグ＝ＯＤ）の認定を取得し、ヒトを対象とした臨床試験が進んでいます。「いくつかのがん」とは、すい臓がん、肝臓がん、非小細胞肺がん、そして急性骨髄性白血病のことです。

このうち非小細胞肺がんの臨床試験は第Ⅰ相試験、第Ⅱ相試験で良好な結果を得て、第Ⅲ相試験の準備に入っています。

希少疾病用医薬品とは耳慣れない言葉かもしれません。アメリカで希少疾病用医薬品とされるのは、その病気の患者が20万人以下であり、未だ有効な治療法がなく、必要性の高い薬であること。そしてその有効性が認められ、開発の可能性が高い医薬品であることをＦＤＡが認めたものを指します。

認可が下りると開発費用として補助金が与えられ、税制上も優遇されます。医薬品が完成したあかつきには、特別承認による7年間独占的薬品販売権を取得することができるなど、特別な待遇を与えられます。

そのくらい希少疾病用医薬品（ＯＤ）は期待がかけられ、完成が待ち望まれている薬だということがおわかりいただけるでしょう。

ここではまずアントロキノノールの抗がん成分の特筆すべき働きを説明し、その後、開発過程で生まれたアントロキノノール含有エキスについてご紹介してみます。

難治性のがんに有効な働き

アントロキノノールの抗がん成分が医薬品として認可対象となった疾病は、すい臓がん、肝臓がん、非小細胞肺がん、急性骨髄性白血病など難治性のがんばかりです。日本だけでなくアメリカでも、これらのがんは治療が難しく、それ以前に発見が難しい点が共通しています。運よく早期にみつからない限り、治癒への道はきわめて険しいと言わなければならないでしょう。

しかしアントロキノノールの抗がん成分は、従来のそれとは全く異なる働きを持っています。それはがん細胞の増殖のスイッチを切り、アポトーシス（自然死）に導くというきわめてユニークな働きです。

第1章でもご紹介したように、がん細胞は、正常な細胞が全て持っている寿命というプログラムの壊れた細胞です。がん細胞が増殖し塊が大きくなることで正常な機能が失われ、周囲の組織を圧迫します。これによって周辺の臓器の働きも阻害され、臓器全体の機能が低下していきます。

例えば胃がんは、がんが大きくなって食べ物の消化が困難になっていきます。食道から胃への入り口や十二指腸への出口が、がんに圧迫されて狭くなることもあります。しかしがん細胞の増殖が止まれば、がんはもはや脅威ではなくなります。

アントロキノノールの抗がん成分にはその働きがあり、しかも研究上は、前述のすい臓がんをはじめとした多くの難治性のがんに有効であることが確かめられています。

ＦＤＡがアントロキノノールの抗がん成分を希少疾病用医薬品（ＯＤ）として認めたのも、このユニークな働きが認められたからです。

アントロキノノールの抗がん成分はこうして生まれた

アントロキノノールの抗がん成分は、ずばりアントロキノノールという物質です。

この物質は、台湾に生息するキノコ、ベニクスノキタケというキノコから抽出された成分です。ベニクスノキタケは古くから民間薬として珍重されていたことから、台湾の製薬メーカーがその成分を研究し、抗がん作用のあるアントロキノノールを発見、独自の技術で発酵、栽培し、抽出することに成功しました。

化学的には「シクロヘキサンケトン化合物」という有機化合物で、これまでにない低分子構造を持っています。

研究チームはベニクスノキタケの希少性や民間薬としての高い評価から、アントロキノノールが、がんの新薬として大きな可能性を持つと考えました。そこでまずスペクトル解析を行い化合物の構造を同定し、その活性について評価を行いました。

その結果アントロキノノールは、ヒト肝がん細胞、及び前立腺がんのがん細胞株に対して高い阻害効果を有することを発見しました。

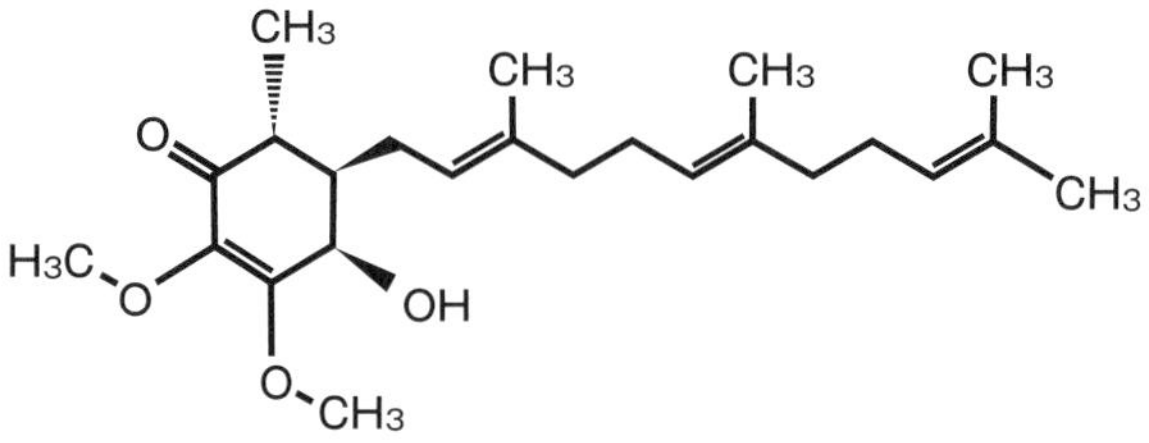

アントロキノノールの化学構造（分子式　C24H38O4）

研究者達の期待は確信に変わりました。アントロキノノールはまぎれもなく抗がん作用を持ち、しかも多くの種類のがんに有効であること。そうしてこれまでにない画期的な効果をもたらすであろうことを結果から感じ取ったのです。

この研究成果は、２００７年、国際的な学術誌「Planta Medica」（ドイツ）において発表されています。

アントロキノノールを間違いなく選択するために

このように、アントロキノノールはベニクスノキタケの菌糸体よりわずか０・１％の割合で抽出され、高い抗がん効果が認められるとともに、次項にもあるように権威ある学術誌に研究論文が多数掲載されるようになりました。そして、日本国内では２０１３年に厚生労働省より安全性が認められ、大変多くの方がアントロキノノール含有エキスを利用し、多くの著効実績を残しております。

しかしながら、このような良いものが世間一般に認知され普及が加速すると、名前の一部を使用した類似のものが登場し、利用者を混乱させることが世の常です。ビタミンＡとビタミンＣが全く異なる素材であることが明らかなように、アントロキノノールの名前を模した別称の成分は、本来の成分とは全く異なる素材です。アントロキノノールは唯一無二の成分で、科学的にこれまで１００億円以上の資金を投入して研究ならびに臨床試験がなされ、学術界ならびに利用者の間でその実績に対する高い評価を受けてきました。

この地道で着実な研究実績の漁夫の利を得るべく名前の一部を使用した類似品が出回り、中身が全く異なるにも関わらず利用者を惑わすケースが散見されます。以前は遵法意識の低い諸外国でこのようなことが見られましたが、最近では日本国内でもこのようなケースが見られるようになってきています。

せっかく各種の安全性や有効性が地道な科学的検証によって明らかになったアントロキノノール含有エキスも、少しだけ名称を変えたような成分名を語る全く異なる内容のものが出てきてしまうのは、とても残念なことです。利用者がそれを混同して間違ったものを利用することは絶対に避けなければなりません。そのためにも、成分名を常に確認し、信頼できるルートから入手することは、大事な命のためにも〝肝に銘じて〟実践する必要があります。インターネット上で検索すれば簡単に出てくる情報の中で本物を見極めることは容易ではありません。

アントロキノノール含有エキスはさまざまな検証を経て日本に普及した唯一のものです。インターネットだけでなく、信頼をおけるところに問合わせるなどして、正しいものを選択することが重要です。大事な命のためにも、正確に選ぶことが大切です。

エビデンス（科学的証拠）となる学術誌への研究論文掲載

アントロキノノールの研究は、その発見から今日まで繰り返し国際的な学術誌に掲載されています。

権威ある学術誌に掲載されることは、単に名誉なだけではありません。論文を投稿すれば掲載されるという簡単なものではないのです。

こうした学術誌では、研究者から投稿のあった論文を専門家がチェックし、価値のある研究かどうか、内容や結果に信憑性《しんぴょうせい》があるかどうかを逐一確認します。そうして研究そのものが評価されて初めて誌面に掲載されます。こうした検証を査読といいます。

従って掲載されること自体が、科学的に一定の評価を得たと言えるものです。アントロキノノールが掲載されたのはいずれも権威のある学術誌なので、やはり世界的な評価を得たと言っていいでしょう。

数年前に、世界的な学術誌ネイチャーに掲載された日本人研究者の論文を巡って、大きな論争が巻き起こったことはご記憶の方も多いでしょう。どんな細胞にも分化しうる万能細胞がテーマでしたが、後にこの研究は信憑性が乏《とぼ》しいとして糾弾《きゅうだん》され、研究者サイドから撤回する事態になりました。

真偽のほどは未だ闇の中ですが、権威のある学術誌に論文が掲載されるということは、科学の世界ではそれほど重要なことなのです。失敗は許されません。

もちろんアントロキノノールに関しては、そうした問題は全くなく、次々と掲載論文は増えています。

ここで、これまでアントロキノノールが掲載された学術誌をご紹介します。

●新規がん細胞毒性薬の発見

学術誌『Planta Medica』２００７年

がんの種類：ヒト乳がん、肝がん細胞、前立腺がんのがん細胞株

スペクトル解析を採用して化合物の構造を同定し、その細胞毒性の活性について評価を行った。アントロキノノールは、乳がん、ヒト肝がん細胞及び前立腺がんのがん

細胞株に対して阻害効果を有する。

●がん細胞のRASシグナル伝達の遮断

学術誌『Cancer Chemotherapy and Pharmacology』2010年

がんの種類：ヒト肺がん、肝臓がん並びに白血病細胞株

アントロキノノールが異なるがん細胞株に対して細胞死を誘導する際のIC50値は2・22から6・42μMである。アントロキノノールによるがん細胞アポトーシスの誘導は、Ftase活性の阻害と細胞オートファジーの誘導によるものだと思われる。

●非小細胞肺がんがん細胞増殖の抑制

学術誌『Mutation Research』2011年

がんの種類：非小細胞肺がん細胞株

マイクロアレイ解析の結果から、未処理の対照群と比較した場合、非小細胞肺がん細胞において、アントロキノノールがmiRNAsの発現水準を変化させることが判

明した。またデータとともに、肺がんA５４９細胞の増殖が、アントロキノノールから明らかに影響を受けることが分かった。

●ヒト肝がん細胞におけるAMPK及びmTOR経路に対するアントロキノノールの重要な働き

学術誌『Biochemical Pharmacology』２０１０年

がんの種類：ヒト肝がん細胞

アントロキノノールは、mTORなどを含むタンパク質のリン酸化を阻害することによってTSC１／TSC２の遺伝子を誘導し、ヒト肝がん細胞タンパク質の合成を阻害する。アントロキノノールはAMPK及びmTOR経路において、肝臓がんにとって重要な役割を果たし、主にG１期における細胞周期の停滞とその後のアポトーシスを惹起《じゃっき》することが明らかになった。

●ヒト膵臓がん細胞オートファジーの作動及びがん細胞プログラム細胞死の誘導

学術誌『Journal of Nutritional Biochemistry』２０１２年

がんの種類：ヒト膵臓がん細胞

90％以上の膵臓がんは、Ｋ－ｒａｓ遺伝子に突然変異及び活性が生じる。アントロキノノールはＰＩ３Ｋ／Ａｋｔ／ｍＴＯＲのシグナル経路を阻害することによって、膵臓がん細胞の活性を阻害すると結論づけた。阻害が細胞周期Ｇ１期の停滞を惹起し、最終的にはミトコンドリアの依存性細胞死を引き起こす。また、がん細胞のオートファジー性細胞死とがん細胞の老化加速も、アントロキノノールが抗がん作用を有することを示唆《しさ》している。

アントロキノノールの3つの抗がん作用

①がん細胞増殖のスイッチを切る

では抗がん剤としてのアントロキノノールは、どのようにがん細胞を死滅させるのでしょうか。

アントロキノノールの最も独創的な働きは、がん細胞内部にある細胞増殖のスイッチをオフにすることです。そのスイッチが、細胞内にあるＲａｓというタンパク質です。

Ｒａｓタンパクは細胞増殖のスイッチをオンにしたりオフにしたりする役割を果たしています。その増殖のスイッチは、寿命が来ればオフにならなければなりません。それがオンのままだと細胞は延々と増殖を繰り返してしまいます。

がん細胞はまさにそれで、Ｒａｓタンパクに異常が起き、オンのままになっていることがわかってきました。

そこで研究チームは、このスイッチへの情報伝達のどこかを阻害することで増殖を止められないかと考えました。

アントロキノノールは、情報を伝えるファルネシルトランスフェラーゼという物質を阻害し、伝達経路を遮断して増殖のスイッチをオフにすることに成功したのです。Ｒａｓタンパクのスイッチがオフのままであれば、細胞はもう増殖しません。こうしてがん細胞は分裂、増殖を停止し死滅してしまうことが実験で確かめられました。

増殖をやめた細胞が死滅するのは、プログラムによる細胞の自然死と同じです。このことからアントロキノノールは、がん細胞のアポトーシスを誘導する働きがあることがわかったのです。

またＲａｓタンパクのスイッチがオフになることで、本来の細胞のプログラム通りオートファジー（自食作用）という機能が正常化し、がん細胞内のタンパク質が自己分解され、細胞は消滅します。

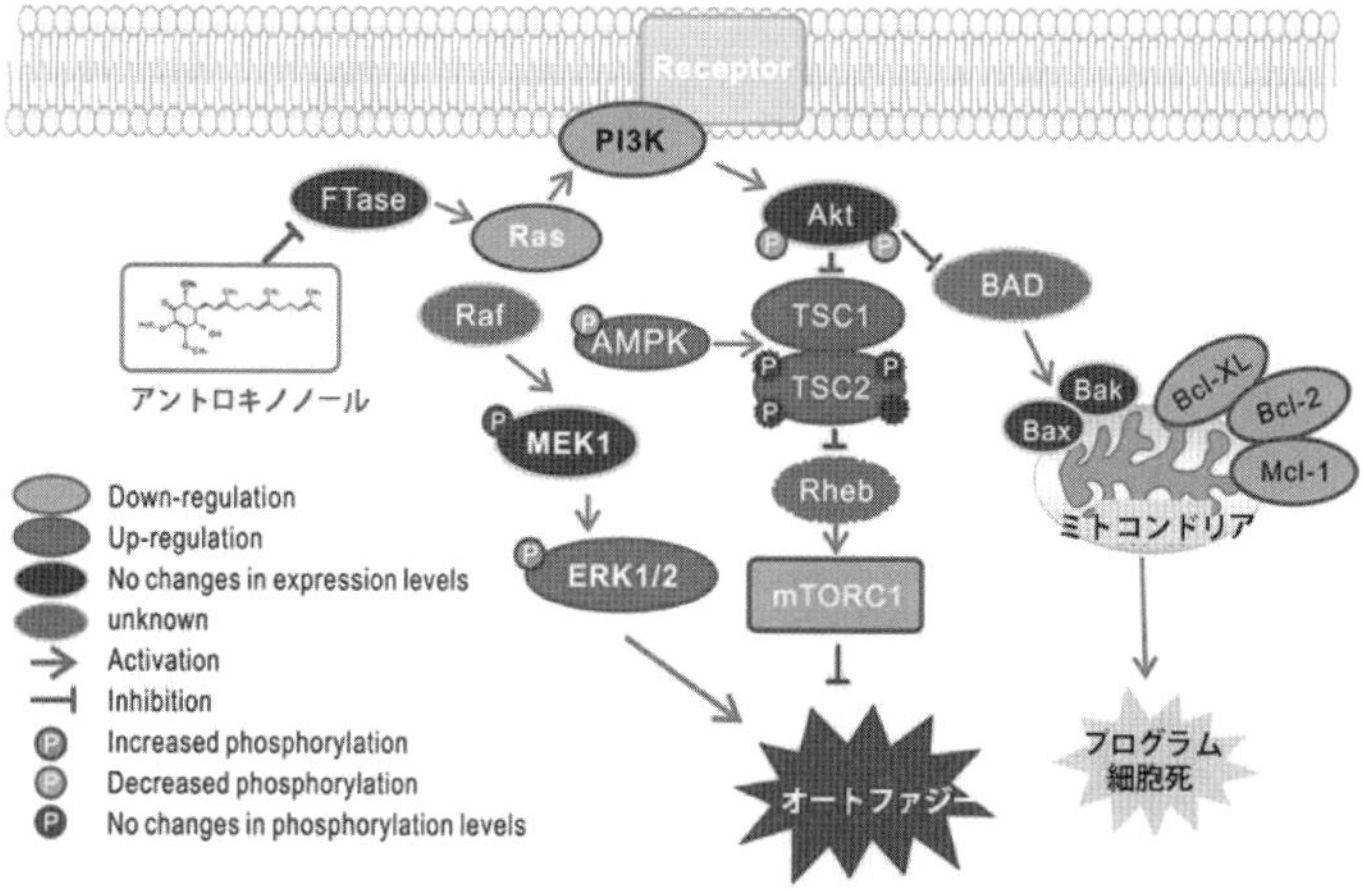

アントロキノノールによるRas変異の活性阻害、がん細胞の死滅への誘導

この研究成果は、２０１０年ドイツの医学薬学の専門誌『Cancer Chemotherapy and Pharmacology』に発表されました。

がん治療のカギを握るＲａｓタンパク

細胞はタンパク質でできています。その中には、細胞の分化や増殖、死を決定づけるタンパク質も存在します。

こうしたタンパク質はやはり遺伝子の設計図をもとに作られており、遺伝子が傷つけば、作られるタンパク質の働きが異常をきたします。がん細胞では、遺伝子の傷がもとで作られるタンパク質が正しく働かなくなるために、細胞が寿命を過ぎても増殖を続けてしまいます。

この無限の増殖の原因となるのがＲａｓタンパクです。

全ての細胞は、生まれた時から寿命がプログラムされており、その時がくれば自然に死滅し、新しい細胞がとって代わります。これが細胞のアポトーシスであり、正常な新陳代謝です。

がん細胞はこの自然死にいたるプログラムが壊れており、無限に増殖を続けてしまう細胞です。

さまざまながんにおいてＲａｓタンパクの突然変異が見られます。研究によれば、膵臓がん（90％）、結腸がん（50％）、肺がん（30％）、卵巣がん（15％）、甲状腺がん（50％）、膀胱がん（6％）の患者に、Ｒａｓタンパクの突然変異が見られるようです。

これ以外にも全身性エリテマトーデス、皮膚がん、関節リウマチ、腎臓がん及びいくつかの白血病（Ｌｅｕｋｅｍｉａ）でも、突然変異の比率が高いことがわかっています。（そのためアントロキノノール含有エキスは、全身性エリテマトーデスや関節リウマチの症状を緩和するとしても注目されています。）

今がん治療薬の開発にあたる世界の製薬メーカーが、Ｒａｓタンパクに照準を合わせて研究を行っています。ベニクスノキタケ由来のアントロキノノールは、こうした開発の最前線にある物質なのです。

②がん細胞のみに細胞毒性を発揮して死滅させ全身性の副作用を防ぐ

様々ながん細胞においてＲａｓタンパクの異常がみられ、細胞増殖が止まらなくなっています。平均して３割のがんにおいてこうした異常がみられます。先の研究でこうしたがんに対しては、アントロキノノールが有効であることがわかりました。

それでは、Ｒａｓタンパクが正常ながん細胞ではどうなのでしょう。がん細胞であっても、Ｒａｓタンパクは正常で、細胞の増殖が必要な時にオンになり、不用な時にはオフになっているものもあります。

アントロキノノールによる腫瘍縮小のメカニズム

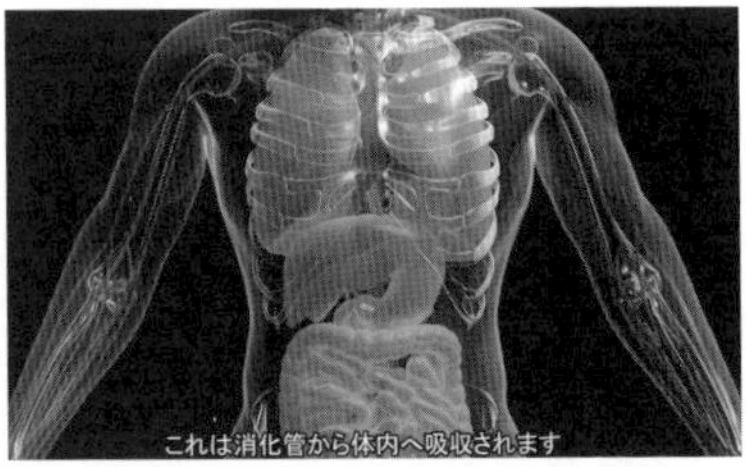

①アントロキノノールは液状です。経口投与用にカプセル化されました。消化管から体内へ吸収されます。

▼

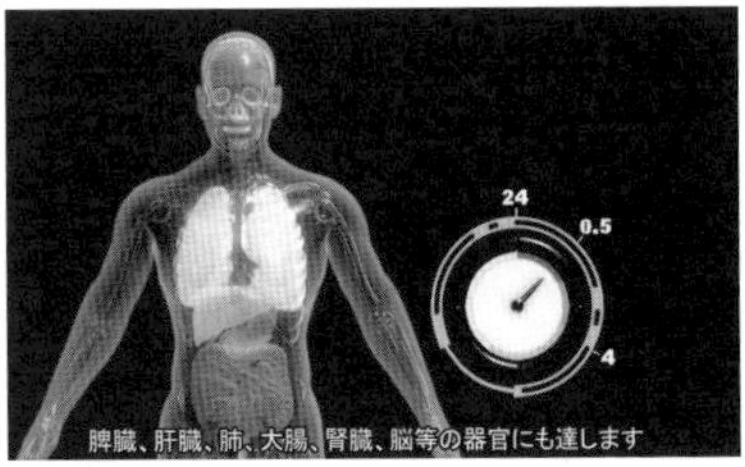

②アントロキノノールは、脾臓、肝臓、肺、大腸、腎臓、脳等の器官にも達します。

▼

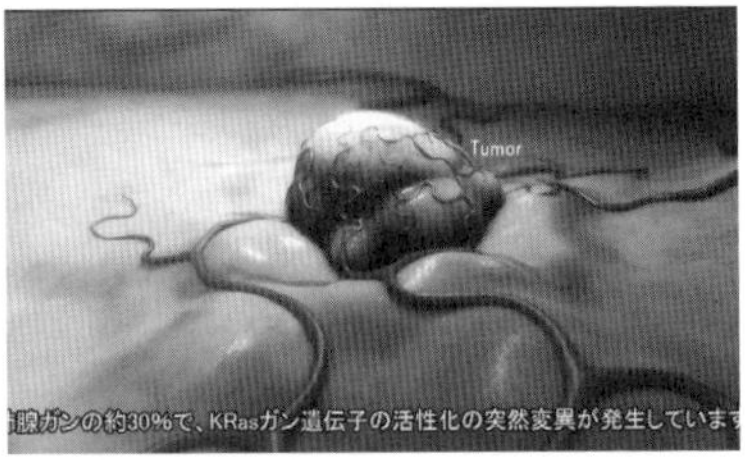

③肺腺がんの約30%で、KRasがん遺伝子の活性化の突然変異が発生しています。

▼

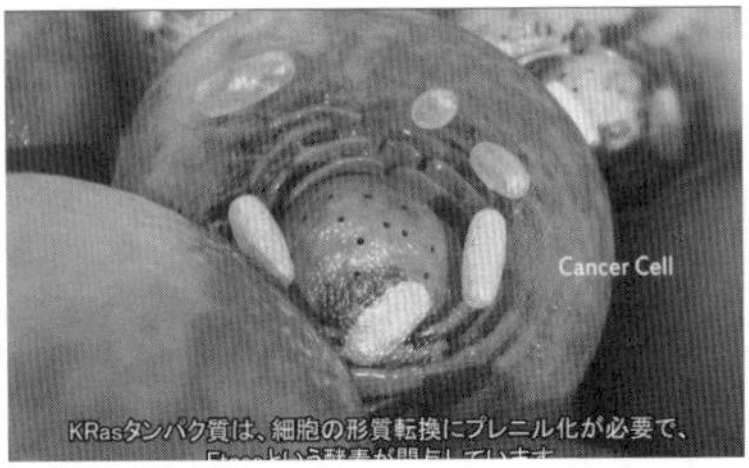

④ KRasタンパク質は、細胞の形質転換にプレニル化が必要で、Ftaseという酵素が関与しています。

▼

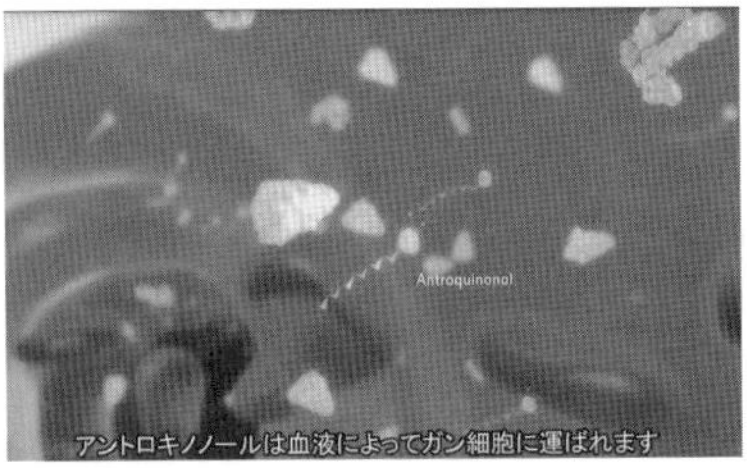

⑤アントロキノノールは血液によってがん細胞に運ばれます。

▼

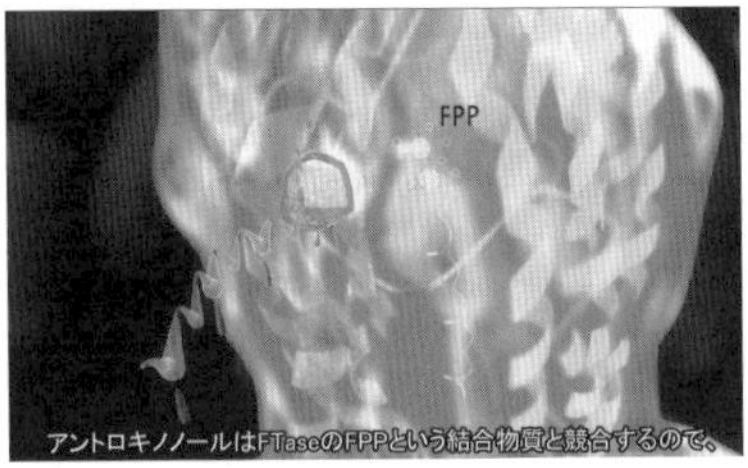

⑥アントロキノノールはFtaseのFPPという結合物質と競合します。

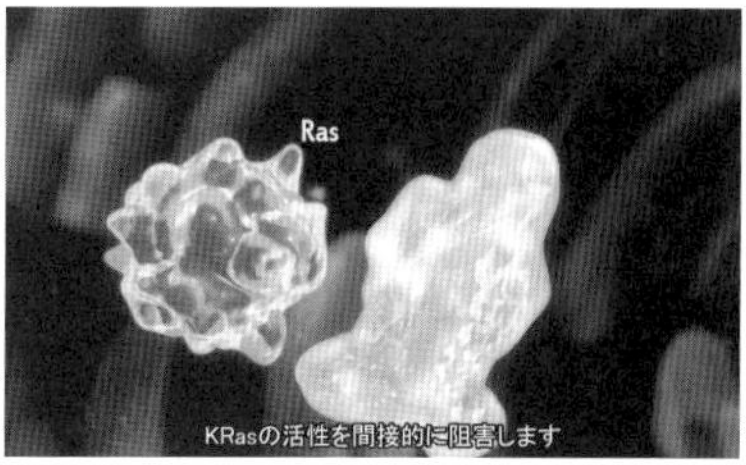

⑦そのため、KRas の活性を間接的に阻害します。

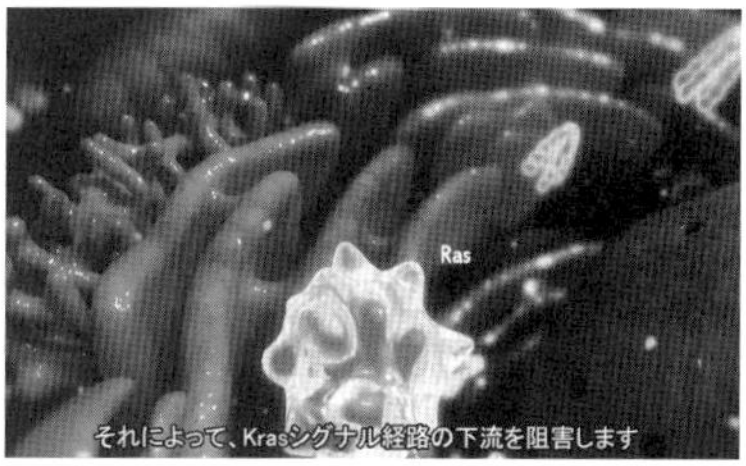

⑧それによって、KRas シグナル経路の下流を阻害します。

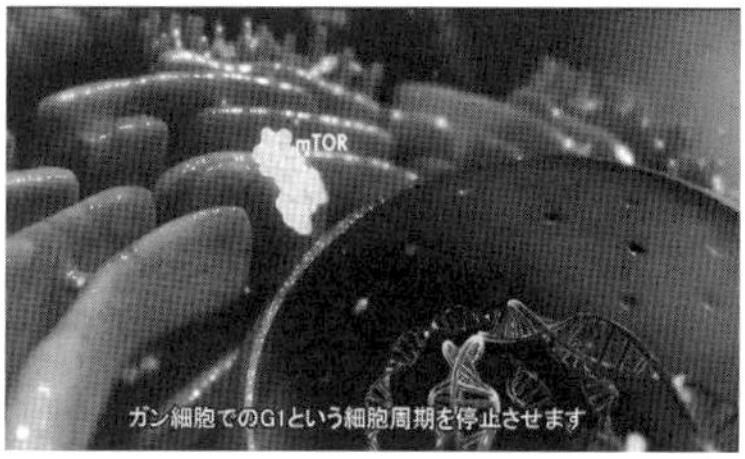

⑨がん細胞でのＧ１という細胞周期を停止させます。

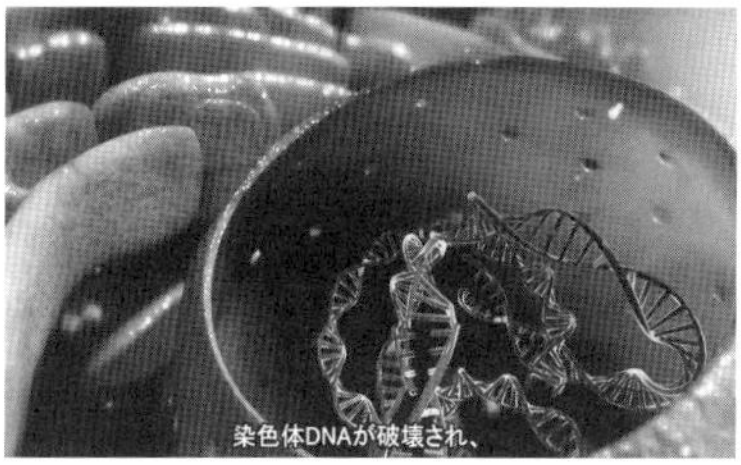

⑩染色体 DNA が破壊されます。

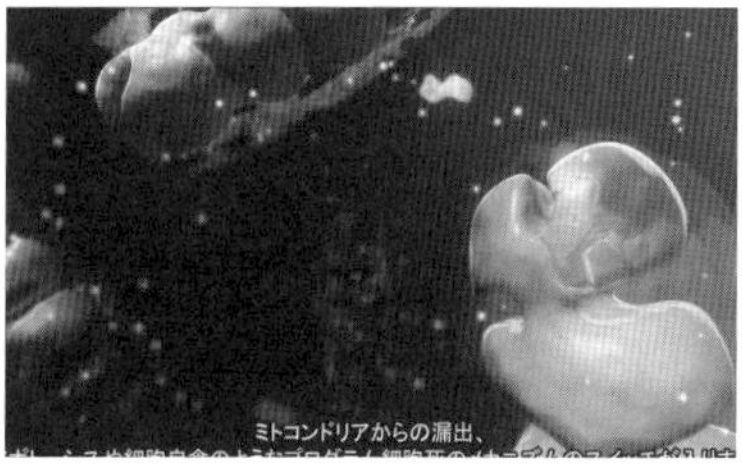

⑪ミトコンドリアからの漏出、アポトーシスや細胞自食のようなプログラム細胞死のメカニズムのスイッチが入ります。

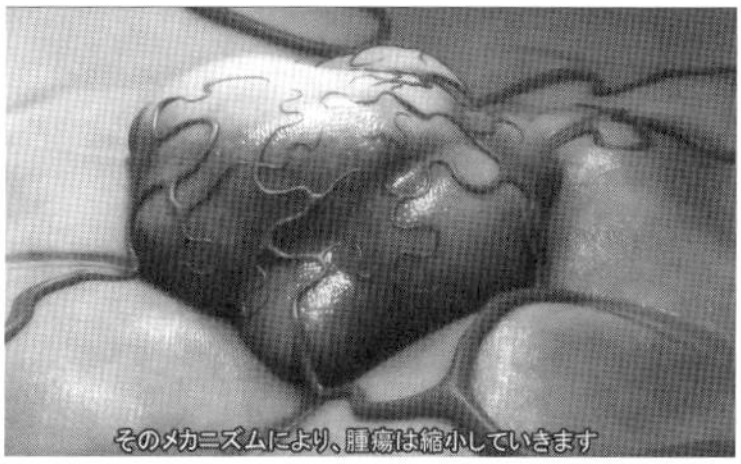

⑫そのメカニズムにより、腫瘍は縮小していきます。

アントロキノノールはこうしたがん細胞に対しても有効で、がん細胞の特徴的なタンパクに反応し、増殖を阻害して死滅に導くことがわかりました。結果、アントロキノノールが多数のがん細胞（脳腫瘍、リンパ腫、白血病、肺がん、乳がん、肝臓がん、膵臓がん、胃がん、直腸がん、前立腺がん及び膀胱がん等）に対して細胞毒性効果を有すること、そして、正常な組織細胞に対しては全身毒性を有さないことがわかりました。

これは従来の抗がん剤の抱える最大の問題、全身性の副作用を未然に回避できることを意味しています。副作用があるために困難だったがん治療が、アントロキノノールならば可能になるかもしれません。

③がん化にかかわる慢性炎症を抑制する

がん細胞の発生には、慢性的な炎症が深く関わっていることが知られています。例えば舌がんや皮膚がんなどでは、表皮の同じ箇所が傷つき炎症が慢性化することで、がんになりやすいことがわかっています。

目に見えない体内でも同様です。胃がんでも、内壁の粘膜が慢性的な炎症をおこしていると、がんがおこりやすいのです。そこにヘリコバクターピロリ菌が潜み、細胞のがん化がおきると考えられています。

またがん細胞自体にも、炎症性サイトカインを大量に放出して周辺の組織に炎症を起こす性質があります。これには新たながん細胞の発生を促《うなが》すと同時に、がん細胞が増殖しやすい環境を整えているのです。

炎症がおこっている組織には、たくさんの炎症細胞が集まります。炎症細胞からはインターロイキンなどの炎症性サイトカインが放出され、組織を破壊してしまいます。そのため炎症が起こっている組織では、新しい細胞をつくるため細胞分裂が盛んになります。細胞分裂が盛んになると、新しい細胞のがん化も促進されます。

アントロキノノールは炎症細胞に入ると、炎症性サイトカインの産生を抑制します。さらに防御酵素のような抗酸化物質の産生を促すため、炎症は治まり、細胞のがん化を抑制することが可能になるのです。

このことはアントロキノノールが、がん細胞の増殖を妨げ、かつ新たながん細胞の発生を抑制する作用があることを意味しています。


以上の働きをまとめるとアントロキノノールの抗がん成分には、大きく４つの特長があることがおわかりいただけるでしょう。

①がん細胞増殖のスイッチを切る
②がん細胞のみに細胞毒性を発揮して死滅させる
③抗がん剤による副作用の軽減効果
④がん化にかかわる慢性炎症を抑制する

アントロキノノールの抗がん作用試験

これまで行われたアントロキノノールの抗がん作用に関する試験をご紹介しましょう。

肺腺がんに対する薬効試験

アントロキノノールを肺腺がんの患者に経口投与した場合の投与量と肺腺がんの抑制効果には、正の相関関係があることが分かります。投与量が多いほど、腫瘍の大きさへの抑制効果が顕著になります。

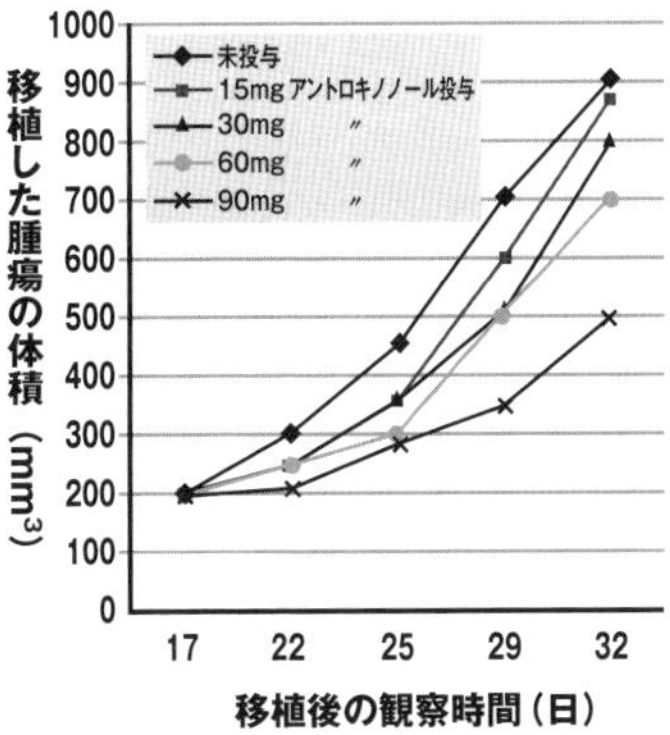

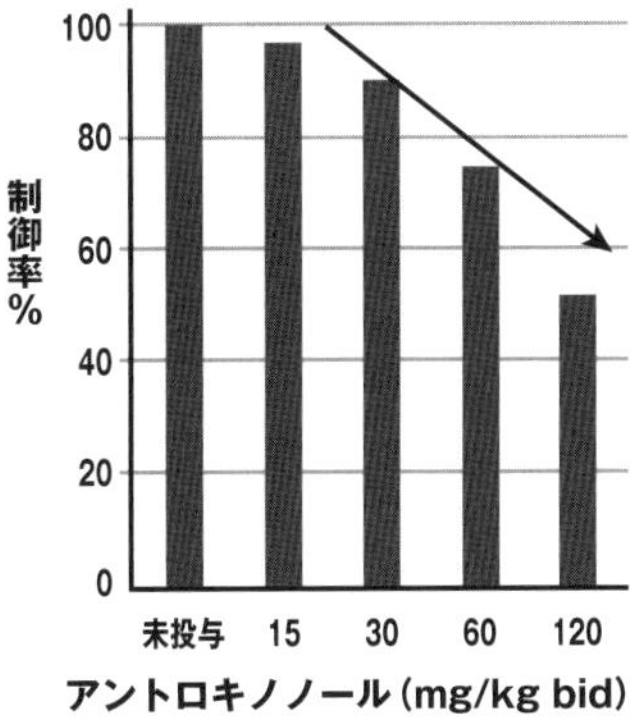

大細胞肺がんに対する薬効試験

アントロキノノールを大細胞肺がんの患者に経口投与した結果、投与量と大細胞肺がんの抑制効果には、正の相関関係があることが分かります。投与量が多いほど、腫瘍の大きさへの抑制効果が顕著になります。

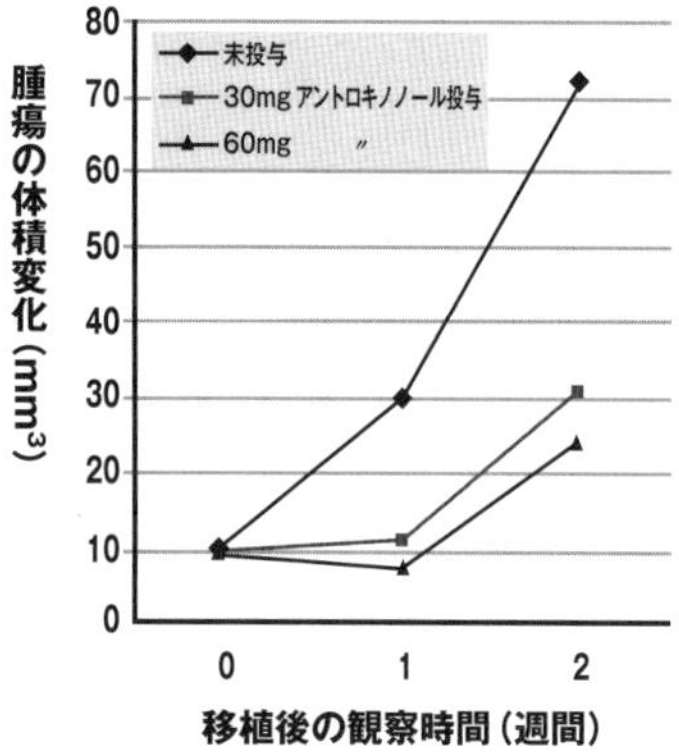

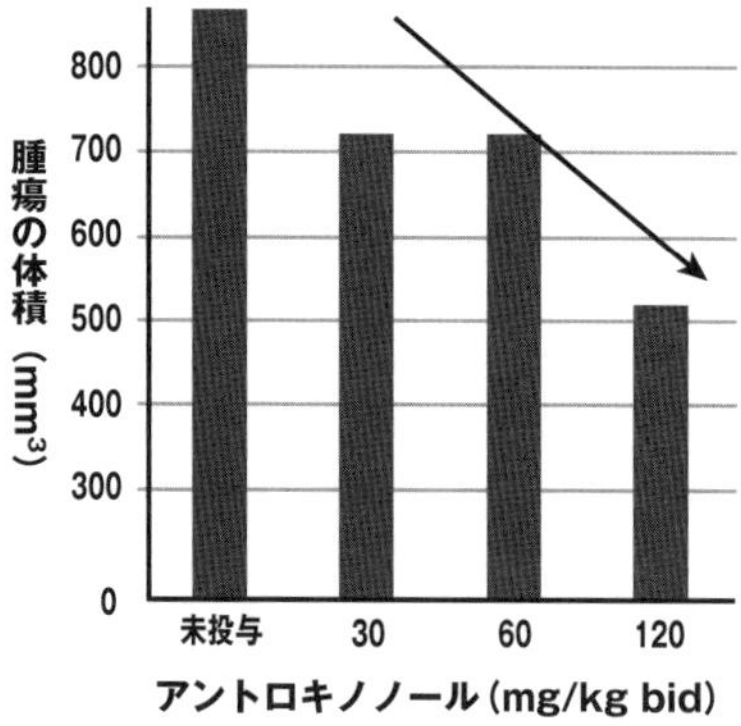

乳がんに対する薬効試験

アントロキノノールを乳がんの患者に経口投与した結果、投与量と乳がんの抑制効果には、正の相関関係があることが分かります。投与量が多いほど、腫瘍の大きさへの抑制効果が顕著になります。

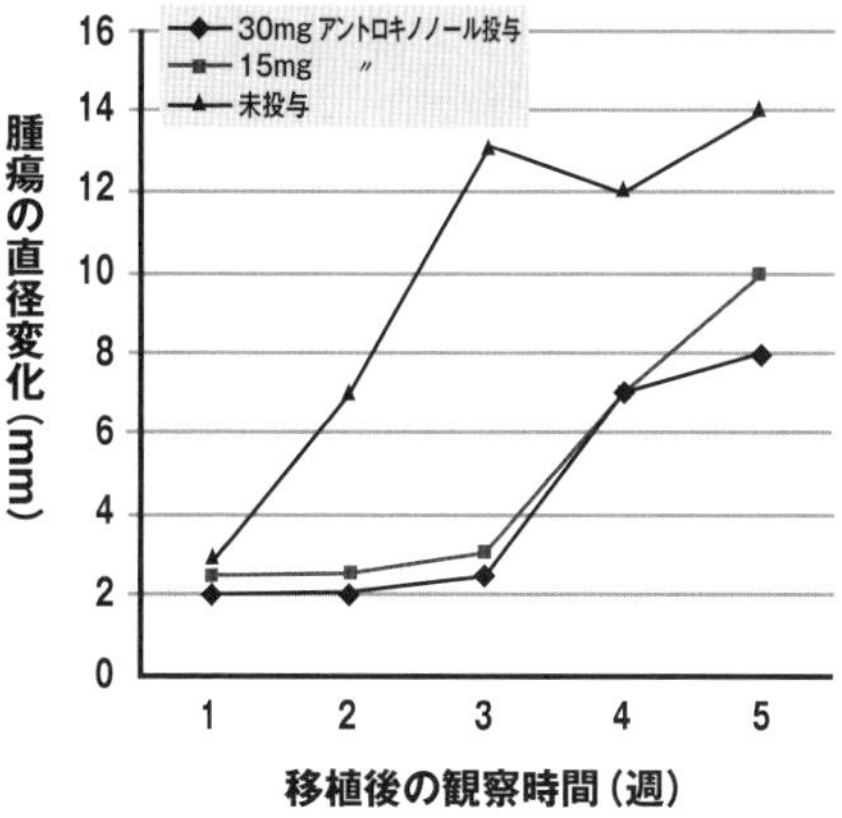

がん細胞の骨転移の抑制に関する薬効試験

乳がん及び前立腺がんで骨転移のある患者を5つのグループに分け、第1群には、賦形剤（コーン油）を20mℓ／kg／日で経口投与しました。第2群には、初日及び14日目にゾレドロン酸（がん骨転移治療薬）0・1mg／kgを注射しました。第3・4・5群には、連続25日間、アントロキノノールをそれぞれ30・60・90mg／kg／日で経口投与しました。

この結果、乳がん及び前立腺がんの患者の溶骨状況が明らかに抑制されていることが分かりました。

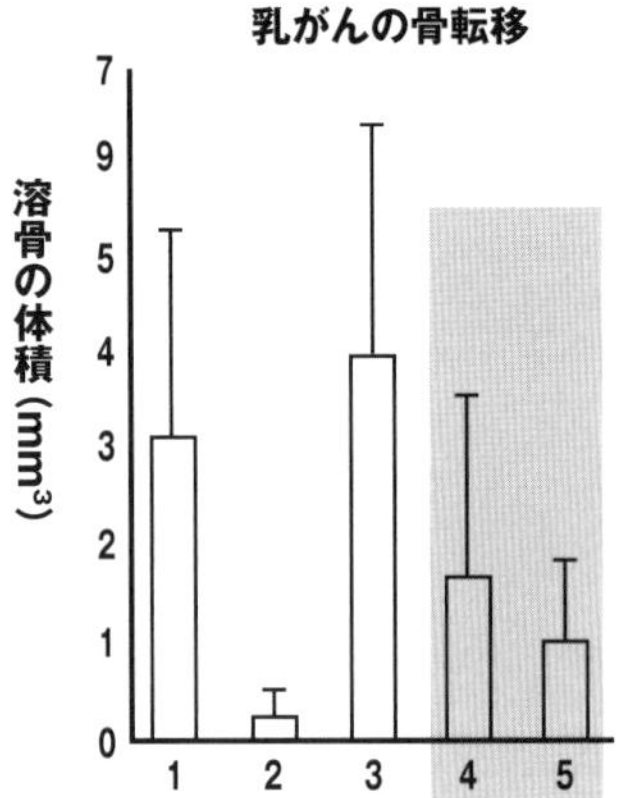

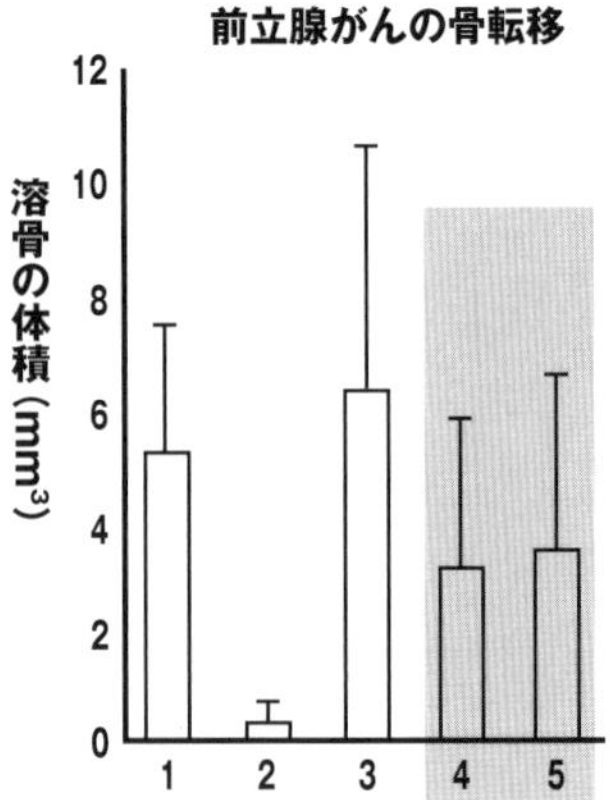

がんが惹起《じゃっき》する骨疼痛の緩和に関する薬効試験

骨転移のあるがん患者にアントロキノノールを経口投与した結果、投与量とがんによって引き起こされる骨疼痛の閾値《いきち》には、正の相関関係があることが分かります。閾値が高いほど、耐えられる疼痛の度合いも大きくなることを示します。

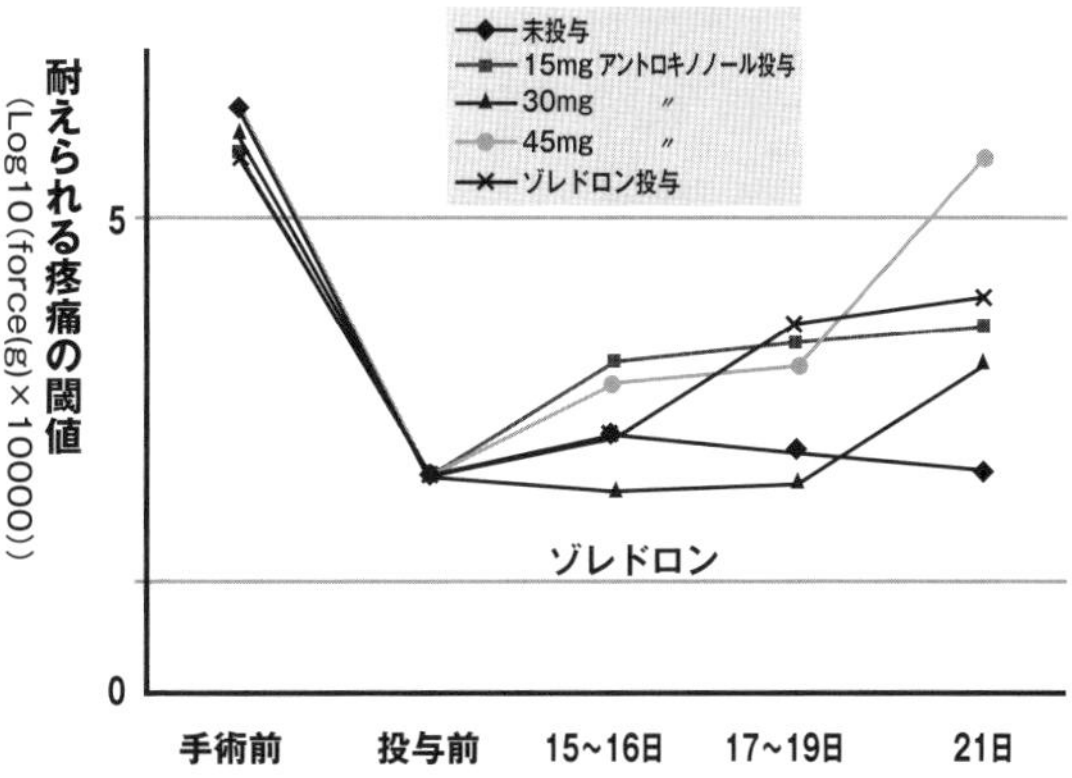

乳がん細胞に対する誘導作用（動物実験）

乳腺腫瘍の雌ラット80匹を5つの群に分け、それぞれベニクスノキタケ（ベニクスノキタケは英名 Antrodia camphorata からACと略される）低用量群、ベニクスノキタケ高用量群、アントロキノノール低用量群、アントロキノノール高用量群、パクリタキセル群（現在最も投与される頻度の高い抗がん剤）として投与した。実験結果から、ベニクスノキタケ群、アントロキノノール群、パクリタキセル群に関わらず、10㎜未満の乳腺腫瘍はいずれも顕著に縮小。しかし、10㎜超の乳腺腫瘍では、アントロキノノール群のみに顕著な縮小が認められた。

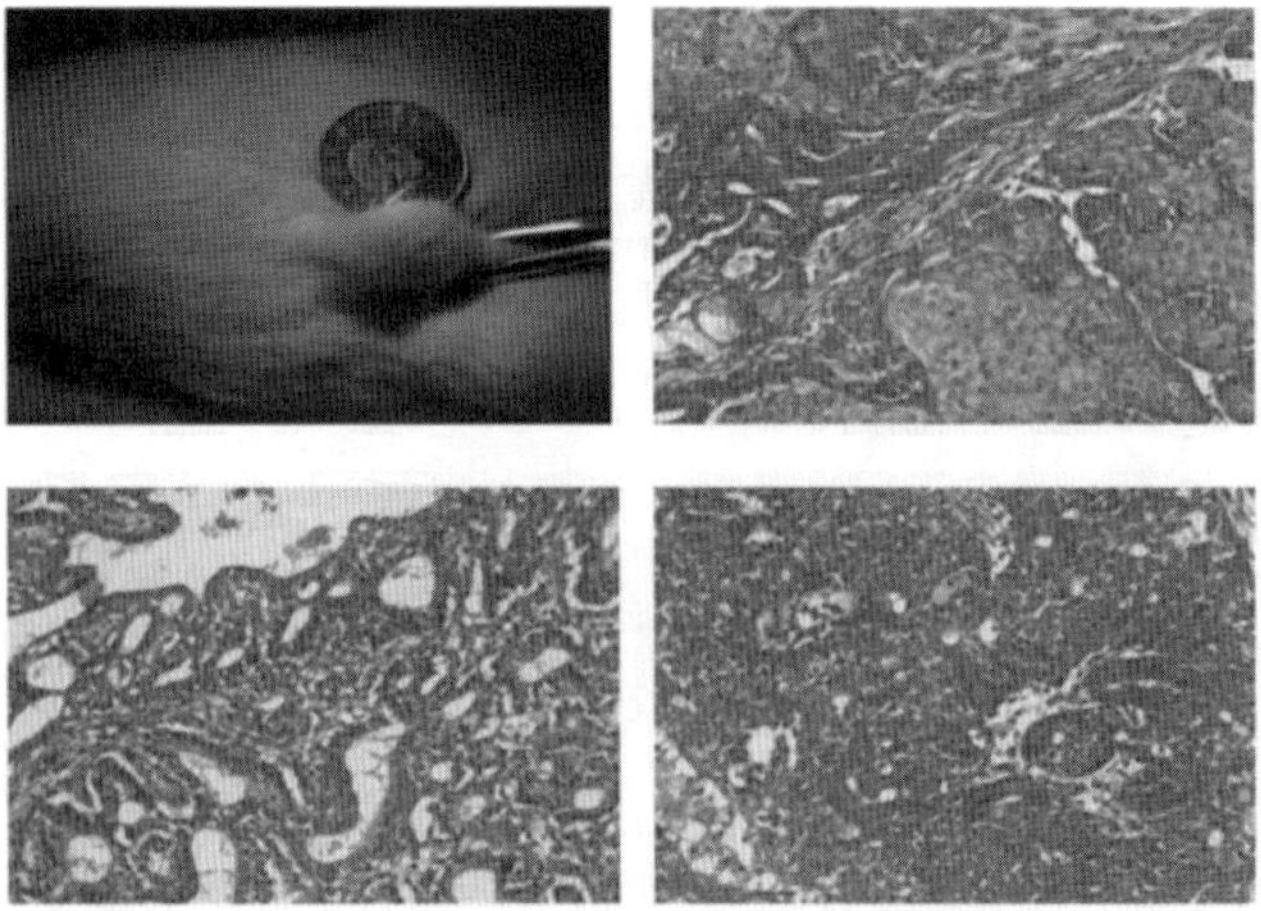

(A) 乳がんの外観
(B) 制御群（投与しません）
(C) 低濃度アントロキノノール
(D) 高濃度アントロキノノール

アントロキノノールの非小細胞肺がんの第Ｉ相臨床試験結果

台湾で行われたアントロキノノールの非小細胞肺がんの第Ｉ相臨床試験の結果が公開されましたので、ここにご紹介します。

試験対象者は13名。全員、非小細胞肺がんステージⅣと診断されています。

この方達に連続４週間の試験期間において、用量を少しずつ増量し目的の結果が得られるまで続ける方法（漸次増量法）と、標準用量（４５０、６００㎎／日）の投与をする方法を行ったところ、いずれも明らかな用量制限毒性（ＤＬＴ）（これ以上の増量ができない理由となる毒性（副作用）のこと）は認められませんでした。したがってアントロキノノールが良好な安全性と耐性を有することは明らかです。

13名の患者のうち、１名は２週間の治療を受け、試験終了時点で腫瘍の直径が41㎜から31㎜に縮小しました。３名の患者には連続３か月経口投与し、安定した病状が維持されました。

非小細胞肺がんとは

肺がんは大きく分けると、小細胞肺がんと非小細胞肺がんの2つのタイプがあります。非小細胞肺がんには、さらに腺がん、扁平上皮《へんぺい》がん、大細胞がんなどにわけることができます。日本人に多いのが非小細胞肺がんの方で、肺がんの約60％を占めるのが腺がんです。次に扁平上皮がんが多くみられます。大細胞がんや小細胞がんは比較的発症頻度の低いがんです。

正常細胞を傷つけない3つの抗がん作用。臨床例では総改善率は70％

これまでの研究からアントロキノノールには、アポトーシス誘導、細胞毒性、慢性炎症の抑制という3つの機能によって、がん細胞を抑制、消滅させる力があることがわかりました。

ただしこれらの働きにおいて特に強調したいのは、この物質の持つ強力な抗がん性ではありません。がんの増殖を止める、炎症を抑えるといった確実でありながら穏やかな作用です。細胞毒性に関しても、実際はがん細胞が自らのタンパク質を分解して消滅していきます。いずれも正常細胞を傷つけない、がん細胞をも自然のプログラムに沿って消滅させるという働きです。

このことは、これまでの「毒をもって毒を制す」的な攻撃的ながん治療、患者の命を危険にさらしてがんを殺す治療からの転換であり、今後のがん治療の在り方を示すものだと思われます。

実際、現在開発されている抗がん剤の多くは、がん細胞だけをターゲットにした分子標的薬です。まだ決定的なものはできていませんが、アントロキノノールの抗がん作用はその方向性を示す好例だといえるでしょう。

アントロキノノールは既にがん患者を対象に臨床試験を行っていますが、その効果は、総改善率70％となっています。

経口投与によるアントロキノノールの安全性試験

●28日間動物毒性試験

マウス及びビーグル犬の最大耐用量試験
マウス及びビーグル犬に対し、28日間、容量漸増法でアントロキノノールを投与しました。結果投与量が30㎎/㎏から100㎎/㎏まで、毒性所見はみられませんでした。

●90日間動物毒性試験

マウス及びビーグル犬に対し、90日間、アントロキノノールを反復投与しました。結果投与量が30㎎/㎏から100㎎/㎏まで、いずれにも全身毒性所見はみられませんでした。

また安全性薬理試験においても異常はみられませんでした。
遺伝毒性試験においても、突然変異、染色体損傷、染色体異常はありませんでした。

これまで行った細胞、動物、ヒト臨床試験において毒性、異常等の事象はありませんでした。安全性において一切問題がないものと考えていいでしょう。

●90日間反復経口投与によるヒト安全性試験

健常な被験者31名に対して、アントロキノノールを朝、夕、90日間経口投与しました。結果、被験者の生化学検査値には全く影響がみられませんでした。唯一トリグリセリド（中性脂肪）の低下がありました。

非小細胞肺がんの新薬として最終臨床試験（第Ⅲ相試験）準備中

現在アントロキノノールは、膵臓がん、肝臓がん、非小細胞肺がん、そして急性骨髄性白血病の新薬として開発が進められています。本章冒頭でご紹介したように、既にアメリカのＦＤＡ（全米食品医薬品局）から、これらの薬が希少疾病用医薬品（ＯＤ）の認定を得ています。今後、臨床試験が順調に進めば、新しい抗がん剤として認可され、臨床現場で使われる日は遠くないことでしょう。

現在ＦＤＡのルールに従って、非小細胞肺がんは第Ⅱ相試験で良好な結果を出しており、膵臓がんでは第Ⅰ相臨床試験目前といったところです。

統計上、非小細胞肺がん患者はＲａｓタンパクにおいて変異の発生率は30～35％であり、一方、膵臓がんでは90％と高率です。そのためＲａｓタンパクに作用するアントロキノノールの有効性は高いと考えられます。

ＷＨＯによると、２０１２年に世界で膵臓がんで死亡した患者は33万人であり、全てのがんの死亡患者数では7位、アメリカでは4位です。

膵臓がんは最も悪性度が高く難治性のがんであり、その9割以上は腺がんに属します。自覚症状が少なく、発見された時には既に進行し転移していることが多いと言われています。5年生存率は5％以下です。

多くの患者が手術では根治できず、化学療法もあまり効果がありません。現在の医学界には、「膵臓がんの治療に対し、患者に提供できるべき有効な薬物はない」という悲観的なムードがあります。

それだけに、Ｒａｓタンパクに働きかけてがんの増殖を抑えるアントロキノノールへの期待は大きいようです。

また非小細胞肺がんも治療の難しいがんです。新薬承認に向けた臨床試験は第Ⅰ相から第Ⅲ相までですので、アントロキノノールは次が最後の臨床試験です。このことは肺がんの患者にとって大きな希望であり、がん治療における新たな一歩となりそうです。

第5章

抗がん成分から生まれたサプリメント

～アントロキノノール含有エキスの多彩な抗がん作用

伝統的な薬用生物から生まれたサプリメント

サプリメントとして何を選ぶかは大変難しい問題です。特にがんに勝つために選ぶのですから、がんに対して確かなエビデンスがなければなりません。ビタミンやミネラル、ホルモン、酵素などのお馴染みのサプリメントはたくさんありますが、これはふだんの健康増進用であり、あくまで不足した栄養素を補うものです。

ここでは、大昔から大切に伝えられてきた伝統医学の中から、ベニクスノキタケという薬用キノコをご紹介します。

世界には数千種という種類のキノコがあり、その中には薬用キノコとして珍重されているものがあります。有名なところでは霊芝（サルノコシカケ）、昆虫に寄生する冬《とう》虫夏草《ちゅうかそう》、猪苓舞茸《ちょれいまいたけ》など漢方薬になっているものがあります。一時注目されたアガリクス、メシマコブ、ヤマブシタケ、既に抗がん剤の材料になっているカワラタケ、最近ではカバノアナタケなど数え上げればきりがないほどです。

古来キノコという生物は、食用だけでなく世界各地で民間療法の薬として利用されてきました。効能はさまざまですが、その中には抗がん作用があるとして注目を集めるキノコもあります。

ベニクスノキタケもそうしたキノコです。このキノコからは抗腫瘍効果の高いアントロキノノールという成分が世界で初めて抽出され、新しい抗がん剤として研究が進められています。

その過程で、サプリメントとして転用されたのがアントロキノノール含有エキスです。

台湾だけに生息する希少種のキノコ

ベニクスノキタケは、世界でも台湾だけに自生しているという大変めずらしいキノコです。学名は「Antrodia camphorata（アントロディア・カンフォラタ）」。サルノコ

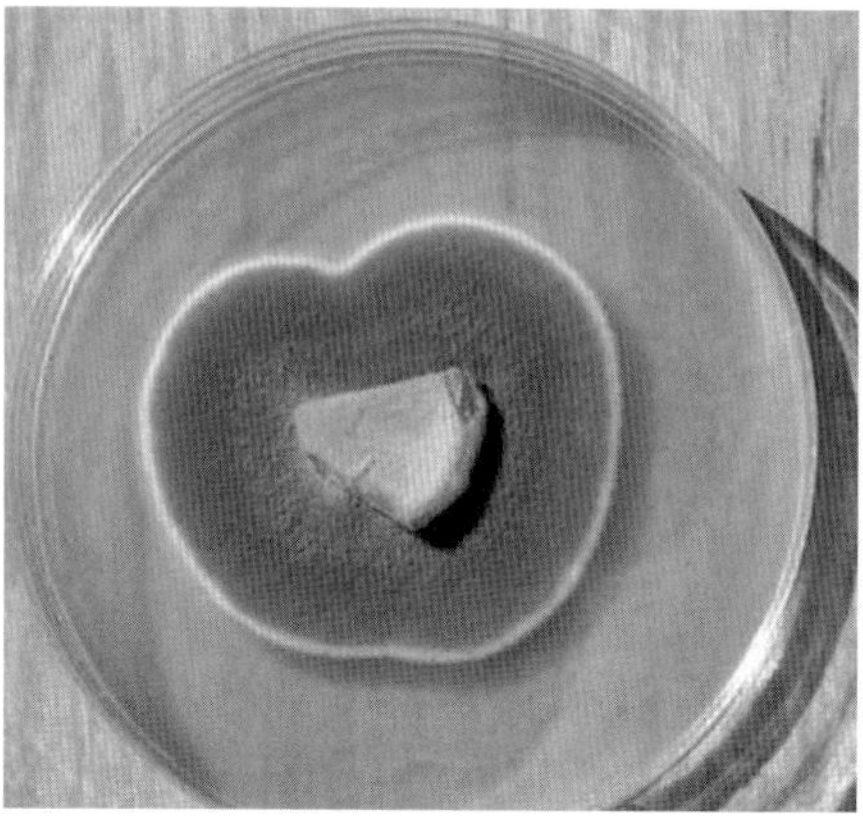

ベニクスノキタケの菌糸体

シカケ科で、原産地の台湾では「樟芝《しょうし》」と呼ばれています。その色は鮮紅色から褐色で、希少性から「森のルビー」「森の宝石」などと呼ばれています。

生息するのは海抜５００メートル以上の高山のみで、クスノキ科の牛樟樹《ぎゅうしょうじゅ》という樹木に寄生します。若木には生えず、樹齢１００年を超える老木の洞《うろ》（幹の空洞）に寄生します。

食用のキノコとは違い1年で1ミリ程度しか成長しないため、乱獲によってたちまち絶滅寸前となり、台湾政府が国を挙げて保護に乗り出しています。

民間薬として古くから台湾の人々の健康維持や病気回復に役立ってきた長い歴史があり、貴重な薬用キノコとして位置づけられています。たとえば食中毒、下痢、肝炎・肝硬変・がん・高血圧・尿毒症など様々な効能が伝えられています。解毒作用があるので、用途は広かったと考えられます。

現代では科学によって、ベニクスノキタケの成分分析や効果効能が調べられており、特に抗腫瘍効果、つまりがんに対する作用が注目されています。

キノコは植物ではなく菌類

キノコという生物ですが、植物だと思っている人が多いかもしれません。実は植物ではなく菌類というのが正解です。

生物学的に、キノコが属するのは動物でも植物でもなく、菌類というカテゴリーです。近い生物でいうとカビの仲間なのでちょっと下等な感じがしますが、青カビから抗生物質のペニシリン、放線菌から結核の特効薬ストレプトマイシンがみつかったように、菌類は医学薬学研究にとって極めて魅力的な生物です。

世界各地には様々なキノコの民間薬が存在し、太古の昔からその地の人々の健康を支えていました。よく知られたアガリクスやメシマコブは、やはり古来、民間薬として扱われていました。

世界の製薬メーカーは、「明日の新薬の卵」を探して、そうした未知の生物を探し回っています。既にカワラタケというキノコからクレスチン、食用キノコのシイタケからレンチナンという抗がん剤が作られており、キノコはがんに縁のある生物といっていいかもしれません。

広辞苑では、キノコは「子嚢菌《しのうきん》の一部および担子菌類《たんしきん》の子実体《しじつたい》の俗称。山野の樹陰・朽木などに生じ、多くは傘状をなし、裏に多数の胞子が着生。松茸・初茸・椎茸のように食用となるもの、有毒のもの、また薬用など用途が広い」とあります。

われわれが食用にしている太い軸のような部分は子実体といい、根っこのような部分の細いところを菌糸体といいます。キノコの本体はこの菌糸体であり、子実体は花のようなもので、胞子を生産してカサ部分から飛ばすための生殖器官です。

アントロキノノール含有エキスとは

天然のベニクスノキタケの薬理成分を利用しようとしても、今日、キノコそのものは、入手がきわめて困難です。天然のベニクスノキタケは、１kg２００万円という値段がつく希少品種になっています。

そこで、台湾では、ベニクスノキタケの菌糸体を人工培養する方法が盛んになりました。前述のとおり菌糸体はキノコの本体であり、薬理成分のすべてがふくまれています。そういう点では、子実体のような水分の多い部分を利用するより、効率よく培養することができるようです。

今やベニクスノキタケは、台湾が世界にほこる薬用生物であり、政府主導の国家プロジェクトとして研究開発が進む特別な存在なのです。

前章でご紹介したように、台湾のある製薬メーカーは、ベニクスノキタケに含まれる抗がん成分アントロキノノールを発見しました。

ベニクスノキタケの加工法にも独自の技術を有し、菌糸体を穀物などの固体培地で3か月かけて発酵させる固体発酵という特殊な栽培方法をとっています。

この方法で製造されるベニクスノキタケ菌糸体のエキスは、単純に菌糸体を濃縮したものとは異なり、特殊な成分アントロキノノールが含まれています。菌糸体が1000キロあれば、そこからできるアントロキノノール含有エキスはわずか16ℓですが、ベニクスノキタケの有効成分はもれなく含んでいます。この成分は独自の発酵技術と製造方法から発見、抽出可能なものであり、他のどのようなベニクスノキタケ製品にも含まれていません。

アントロキノノール含有エキスの有効成分とは何か

研究の結果、アントロキノノール含有エキスは主な有効成分として、次のような生理活性物質を含んでおり、様々な効能を持つことが確認されています。

そして最も注目されているのががんに対する薬理作用、いわゆる抗腫瘍効果です。

＊アントロキノノール……抗腫瘍効果（がん細胞自食作用、アポトーシス誘導）、抗炎症作用、免疫調整作用、動脈硬化改善作用

＊βグルカン等の多糖類……抗腫瘍作用、高血圧改善作用、血糖降下作用

＊トリテルペン類……血圧降下作用、抗腫瘍作用、抗炎症作用、肝機能向上

＊ＧＡＢＡ（ギャバ）……肝機能改善作用、血圧上昇抑制作用

＊エルゴステロール……骨粗しょう症予防作用、抗腫瘍作用

＊ＳＯＤ（スーパーオキシドディスムターゼ）……抗酸化作用

＊核酸……血行促進、老化防止、

がん・免疫系きのこの栄養成分比較

栄養成分	具体内容	個体培養 ベニクスノキタケ菌糸体	霊芝	アガリクス	生理作用
Antroquinonol (アントロキノノール)	固体培養のベニクスノキタケ菌糸体には、他のベニクスノキタケにはない特許成分Antroquinonol®が含有されています。	●			抗腫瘍（癌細胞自食作用、アポトーシス誘導）、免疫調整、炎症の抑制、高コレステロール血症、動脈硬化症、脂肪肝、肝線維症の改善、腎臓保護、スキンケアなど。
多糖類	β-Dグルカン	●	●	●	免疫機能向上、抗腫瘍、高血圧の抑制、コレステロール低減、糖尿病の症状改善など。
トリテルペン	アントシンA、アントシンB、アントシンC、アントシンE、アントシンF、アントシンGメチル、アントシンHメチル、ザンク酸D、など200種類。	●	●		肝臓保護、肝臓解毒機能向上及び肝臓細胞再生、高血圧症改善、炎症の抑制、免疫調整など。
SOD	スーパーオキシドディスムターゼ	●	●	●	活性酸素の毒性の抑制、抗酸化、老化抑制、生活習慣病の予防。
核酸	アデノシン	●	●		育毛効果、血行促進効果、心疾患や脳疾患の予防など。
ビタミン	ビタミンB	●	●	●	疲労回復、成長促進、貧血予防、皮膚健康、血糖値改善など。
	ナイアシン	●		●	酸化還元反応に関与する酵素の補酵素として機能しています。
微量元素	カルシウム	●	●	●	血液凝固や心機能、筋収縮などに関与し、体内で重要な役割を担っている。
	リン	●	●	●	カルシウムとともに骨格を形成すること。
	亜鉛	●		●	酵素の構成、酵素反応の活性化、ホルモン合成や分泌の調節、DNA合成、たんぱく質合成、免疫反応の調節に関与している。
	ゲルマニウム	●	●		抗腫瘍など。
ステロール	エルゴステロール	●	●	●	骨や歯の健康を保つことと骨粗鬆症予防。

多彩な成分を丸ごと含んだサプリメント

前章でご紹介した通り、アントロキノノールは、世界で唯一ベニクスノキタケだけに含まれている成分であり、特殊な方法でしか抽出できないものです。その高い抗腫瘍効果はアポトーシス誘導などでがん細胞を自然死に導き、かつ正常細胞には害を及ぼさない、特別なものです。

そのため現在アントロキノノールは、肺がんや膵臓がん、肝臓がん、白血病など難治性のがんの新薬として研究開発が進んでいます。特に難治性の膵臓がんの新薬として、また非小細胞肺がんの薬として、アメリカと台湾で臨床試験が行われています。特に非小細胞肺がん用の抗がん剤としては、最終段階の臨床試験を控えており、新薬としての期待が高まっています。

しかしサプリメントとしてのアントロキノノール含有エキスには、抗がん剤のアントロキノノールとはまた違った働きがあります。

前述のようなトリテルペン類やβグルカン、アデノシン、エルゴステロール、ＳＯＤ、加えてアントロキノノールです。様々な成分をあまさず含んだ生物全体の力は、人間の持つ自然治癒力を高め、様々な病気から人を守り、心身共に健康へ導く総合的な力があります。

抗酸化作用でがんの発生、進行を止める

トリテルペン類のすぐれた抗酸化作用

ベニクスノキタケには、ほかの薬用きのこには見られないトリテルペン類が豊富に含まれています。アントシンA、アントシンB、アントシンC、アントシンE、アントシンFなど、その数200種類以上。それぞれに特徴的な健康効果がありますが、共通しているのが抗酸化作用です。

がんは細胞内の遺伝子に傷がつき、誤った遺伝情報を持った細胞が次々と増殖していきますが、最初の傷をもたらすのは活性酸素であると言われています。活性酸素は「酸化」によって傷をもたらします。トリテルペン類の抗酸化作用は、がんの発生から進行を抑制する働きがあります。

またベニクスノキタケには、やはり活性酸素を除去するＳＯＤも豊富に含まれています。ＳＯＤはスーパーオキシドディスムターゼの略で、細胞内で発生する活性酸素を無害化する酵素です。抗酸化物質の中でも最強と言われていますが、残念ながら加齢に伴って減少していきます。これを体の外から補うことで、老化に伴うがん等の病気予防、改善に役立ちます。

ベニクスノキタケには、トリテルペン類だけでなくＳＯＤも豊富なので、相乗効果でさらに高い抗酸化作用が期待できます。

免疫力を高めてがんを排除する

免疫機能を高めてがんを抑制

総じてきのこ類は免疫力を高める働きがあり、ふだんの食事でも積極的に食べることが勧められています。薬用きのこと呼ばれるものは、特別にその力が強いわけです。「抗がんきのこ」なる言葉があるほど、きのこはがんに対する作用が強い生物です。

特にベニクスノキタケには、トリテルペン類やβグルカン、アデノシン、エルゴステロール、SODなど様々な成分が含まれています。これらの成分は、様々な角度から免疫力を高める働きがあります。

たとえばβグルカンは、がんを攻撃するNK細胞やヘルパーT細胞を活性化し、がん細胞の発見や排除を促進します。トリテルペン類は炎症を抑制し、免疫細胞の過剰反応を防いで、免疫システム全体のバランスをとります。SODは細胞のがん化を防ぎ、進行を抑制します。また免疫細胞の酸化を抑え、活性の維持をはかります。
それぞれが違った角度から働きかけることで、免疫力全体の向上につながるのです。

アポトーシスの誘導作用

がん細胞のアポトーシスを促進

私たちの体は、60兆個とも100兆個とも言われる莫大な数の細胞から成り立っています。これらの細胞は次々に新しい細胞に入れ替わり、古くなった細胞は、自らを分解して死んでしまいます。このような細胞の自然死をアポトーシスといいます。全ての細胞には遺伝子にあらかじめプログラムされた寿命があり、その時間を全うすると新しい細胞にバトンタッチして消滅するのです。

これに対してウイルスが感染した細胞、遺伝子が傷ついた細胞などのように、体にとって好ましくない状態になった細胞は、免疫細胞に排除されて死んでいきます。寿命には関係ありません。こうした現象をネクローシスと言います。

ご存じのように、がん細胞は遺伝子が傷ついた細胞です。特に、寿命がきたら自然死するというプログラムが壊れて、無限に分裂を繰り返して増殖していきます。本来はわずかな傷なら自己修復作用が働いて正常な細胞に戻りますが、傷が多すぎると修復ができなくなってがん化してしまうのです。

これまでの研究により、アントロキノノール含有エキスには、がん細胞をアポトーシスへと導く作用があることが確認されています。

肝臓疾患や全身性エリテマトーデス、関節リウマチの改善など多彩な健康効果

アントロキノノール含有エキスは、がん以外にも様々な病気の改善に効果があることがわかっています。

例えば肝炎や肝硬変などの肝臓疾患です。これまで慢性肝炎や肝硬変の患者に対する臨床試験が行われ、いずれも検査数値の正常化や肝炎ウイルスの減少などが確認されています。

他にも動脈硬化の改善や腎臓機能の回復、全身性エリテマトーデスや関節リウマチ、あるいはアレルギー疾患などの自己免疫疾患の改善と、様々な病気や症状の改善が確認されています。

こうした多彩な健康効果は、アントロキノノール含有エキスが持っているトリテルペン類やβグルカン、アデノシン、エルゴステロール、ＳＯＤ、加えてアントロキノノールなどの多種多様な成分によるものだと考えられます。このことは単一成分だけを抽

出して作る医薬品にはないメリットであり、サプリメントの持つ全身的な健康効果であると言えます。

抗がん剤に勝るとも劣らない効果

アントロキノノール含有エキスが持つ多彩な健康効果は、がんに関してもあてはまります。

がんという病気ではがん細胞ばかりに目が行きます。大きくなった、広がった、あるいは小さくなったなど、病巣だけに注目してしまいますが、病んでいるのは患部だけではありません。がんになった患者さんその人全体が病んでいるのです。

がんは慢性病、生活習慣病ですので、がんとして発症するまでには、たくさんの原因の積み重ね（生活習慣）があります。

そうした原因の積み重ねを無視して病巣だけを除去しても、なかなか治癒にはいたりません。がんになる原因を正し、その人全体が抱える問題を解消しなければ、がんはいつまでもくすぶり続けます。

西洋医学がどれほど優れた技術を積み重ねてもがんを制圧できないでいるのは、患者さん全体を見ていないし、がんに至る原因を解決できないためではないでしょうか。

しかしアントロキノノール含有エキスのように、さまざまな角度から、様々な働きかけをすると、積み重ねた原因が少しずつ解決し、全身から自然に回復していくと考えられます。この働きは、抗がん剤にも勝るとも劣らない効果をもたらします。

サプリメントは、医薬品などの医学治療とは異なる作用を持っています。それはがんを取り除くのではなく、がんからの回復を助ける働きです。

ヒト安全性臨床試験をクリア

最後にアントロキノノール含有エキスの安全性について付け加えておきます。

サプリメントとして人が摂取するものは、何より安全性が基本です。アントロキノノール含有エキスは、ベニクスノキタケの菌糸体を加工しますが、もともとは自然の生物です。生育環境が汚染されていれば、どんなに薬効のあるものでも有害になります。サプリメントの素材も、重金属や農薬、有害な化学物質などの汚染がないかどうか検査する必要があります。

そこでアントロキノノール含有エキスのヒトに対して行われた安全性試験を記載しておきます。

アントロキノノール含有のベニクスノキタケ菌糸体粉末の反復投与による安全評価研究

試験対象：健康な成人30名

試験方法：被験者30名に90日間、アントロキノノール含有エキスを1日2回経口投与し、測定値の平均変化を評価します。

評価項目：SGOT（AST）、SGPT（ALT）、アルブミン、グルコース、クレアチニン、尿酸、コレステロール、TG、γ-GT、アルカリホスファターゼ、総ビリルビン、D-Bil、BUN、TP、GLOとバイタルサイン（心拍、血圧、体温）

結論：90日間の摂取後も検査測定値は変化しませんでした。治験期間中、被験者のバイタルサインは正常で、全試験期間を通して、有害事象は発生しませんでした。このことから健康な成人が長期に渡り、毎日アントロキノノール含有エキス菌糸体エキスを摂取しても安全であったことが示されました。

アントロキノノール含有エキスは、次のいずれの安全性試験においても異常や問題がなく、安心して摂取できるものであることが確認されました。

- ●残留農薬検査
- ●重金属検査
- ●急性毒性試験
- ●変異原性試験（Ａｍｅｓ試験）
- ●染色体異常試験
- ●小核試験
- ●亜急性毒性試験

第6章

アントロキノノール含有エキスに関するQ&A

アントロキノノール含有エキスとは何ですか？

現在、アメリカで臨床試験が進んでいる抗がん剤から転用されたサプリメントです。その抗がん剤の主成分であり、抗がん作用を持つのが「アントロキノノール」という物質です。

アントロキノノール含有エキスは、抗がん剤そのものではなく、その原材料を遡《さかのぼ》ってベニクスノキタケという台湾だけに生息するキノコから作られています。

ベニクスノキタケの菌糸体を固体培養し、乾燥した後、エキスを抽出したのがアントロキノノール含有エキスです。菌糸体が1000キロあれば、そこからできるアントロキノノール含有エキスはわずか16ℓですが、ベニクスノキタケの有効成分はもれなく含んでいます。

アントロキノノール含有エキスには、どんな成分が入っているのですか？

まず抗がん作用を持つアントロキノノールです。それからベニクスノキタケに含まれるβグルカンをはじめとする多糖類、トリテルペン類、ＧＡＢＡ（ギャバ、γアミノ酪酸《らくさん》とも）、エルゴステロール、ＳＯＤ（スーパーオキシドディスムターゼ）、核酸などです。

アントロキノノール含有エキスにはどんな効果があるのですか？

何と言ってもアントロキノノールの持つ抗腫瘍効果です。またβグルカンには免疫力を向上させる作用があります。トリテルペン類とＳＯＤには抗酸化作用があり、活性酸素を除去します。核酸には血行促進効果、エルゴステロールには骨を丈夫にする作用、GABAには抗ストレス効果があるとされています。

この中でアントロキノノール、βグルカン、トリテルペン、SODが揃《そろ》うと、がんの発症や増殖の抑制に幅広い力を発揮してくれます。

アントロキノノール含有エキスは、ベニクスノキタケ全ての成分をぎゅっと凝縮したものなので、がんに特化した純粋なアントロキノノールとはまた違う効果が期待できます。肝臓を保護したり、炎症を抑えたり、疲労回復を助けたり、アレルギーなどの自己免疫疾患を改善したりと幅広い効果が期待できます。

がん治療では病院治療をしている方がほとんどだと思います。アントロキノノール含有エキスは、がん治療に伴う免疫力や体力の低下、疲労感、細胞レベルでの炎症など、周辺症状の緩和が期待でき、病院での治療の助けになると考えられます。

アントロキノノール含有エキスは、１日にどれくらい飲めばいいでしょう。またいつ飲むのが最も効果的ですか。

アントロキノノール含有エキスは薬ではないので、はっきりした量は決まっていません。がんからの回復を期待するのであれば、１日４～12粒くらいを目安に、朝晩の食後に分けて飲むとよいでしょう。

またアントロキノノール含有エキスだけでなく、毎日の食事やライフスタイルを見直し、無理のない範囲で軽い運動を継続することも大切です。免疫力を高め体力をつけることは、がんだけでなくがん治療をスムーズに進めるためにも大切なことです。

他の医薬品と一緒に摂取してもかまいませんか。

薬の飲み合わせは気を付けなければならない問題ですが、アントロキノノール含有エキスは、これまでどのような薬と一緒に摂取しても、特に問題は発生していません。これまで厚生労働省や関係省庁、関連団体から、アントロキノノール含有エキスが要注意食品として指摘を受けたこともありません。従って、薬と一緒に摂取しても問題ないと考えられます。

アントロキノノール含有エキスは、安全性において問題はありませんか。農薬や有害金属などの汚染や添加物の問題はないでしょうか。

アントロキノノール含有エキスは、厳密なヒト安全性臨床試験をクリアしています。残留農薬検査、重金属検査、急性毒性試験、変異原性試験（Ames 試験）、染色体異常試験、小核試験、亜急性毒性試験なども全て問題なし、異常なしという結果が出ています。必要と考えられる安全性試験は全てクリアしています。

またアントロキノノール含有エキスの製造メーカーが、各種安全性、有効性の資料を提出、申請した結果、２０１５年5月4日、厚生労働省から「固体培養ベニクスノキタケ（アントロディア　カンフォラタ）の菌糸体」が「非医薬品リスト」に追加されました。このことはアントロキノノール含有エキスが、安全性において問題のない食品であると認められたことを意味しています。安心して服用していただけるものと考えられます。

アントロキノノール含有エキスの原材料であるベニクスノキタケとはどんなキノコですか？

世界でも台湾だけに生息するきのこです。標高５００m以上の高山に自生する希少種で、学名は「Antrodia camphorata（アントロディア・カンフォラタ）」です。サルノコシカケ科のきのこであり、漢方素材でもあります。原産地では「樟芝《しょうし》」と呼ばれています。

クスノキの一種の牛樟樹《ぎゅうしょうじゅ》という木のみの洞に生えるため、数は少なく、近年は採集が厳しく規制されています。色は鮮紅色から褐色で、希少性から「森の宝石」などと呼ばれています。

古来、台湾の人々にとって、肝臓や腎臓などの薬であり、伝統的な民間薬でした。がんをはじめ高い薬理作用が注目され、多く大学や製薬会社が研究を重ね、多くの論文を発表しています。

これまでがんに効果のある「抗がんきのこ」、例えばサルノコシカケ、アガリクス、メシマコブ、カバノアナタケなど様々なものが登場しましたが、そうしたものの中でも、有効成分の豊富さでは群を抜く存在です。

また既に抗がん剤として臨床試験の最中であることからも、がんに対する薬理作用が特別な存在であることがわかります。

ベニクスノキタケにはどんな成分が入っているのですか？

これまでの研究の結果、ベニクスノキタケには次のような成分が入っていることがわかっています。

抗腫瘍効果のあるβグルカンをはじめとする多糖類、抗酸化作用の高いトリテルペン類、肝機能改善作用、血圧上昇抑制作用のあるγアミノ酪酸（ＧＡＢＡ「ギャバ」とも呼ばれる）、同じく抗酸化作用で活性酸素を除去するＳＯＤ（スーパーオキシドディスムターゼ）、老化防止に役立つ核酸、骨粗鬆症予防効果のあるエルゴステロールなどです。

そしてベニクスノキタケだけが含有している成分アントロキノノールです。この物質はベニクスノキタケを特殊な方法で発酵し、有効成分を凝縮しないと発現しないきわめて珍しい成分です。

他にもビタミンＢ類や食物繊維などが含まれています。

ベニクスノキタケの菌糸体が薬用に使われている
そうですが、菌糸体とは何ですか。
なぜキノコそのものを使わないのですか？

キノコは動物でも植物でもなく「菌類」に属しています。キノコは、食用にするカサや軸の部分を子実体、木や土に根付く根っこの部分を菌糸体といいます。菌糸体がキノコ本来の本体であり、この部分に様々な有効成分がぎっしり詰まっています。

菌糸体の方が水分も少なく、有効成分が効率よく取り出せるというメリットがあるので、菌糸体を加工しているのです。

ベニクスノキタケには、どんな健康効果があるのですか？

現在最も注目されているのはがんに対する効果です。ベニクスノキタケに含まれているβグルカンやトリテルペン類、ＳＯＤなどは、いずれもがんの発症や増殖を抑え、免疫力を高めてがんを排除する作用があることがわかっています。

なかでもアントロキノノールという成分は、がんの増殖を抑えて自然死（アポトーシス）させるという理想的な抗がん作用を持っています。

ただしこの成分は、ベニクスノキタケの菌糸体に特殊な発酵培養という加工を加えないと発現しない物質であることから、こうした技術を持ち、特許を持つ企業だけが製造しています。

他にもベニクスノキタケに含まれている成分から、老化防止、疲労回復、肝機能の向上、炎症抑止、動脈硬化の防止と改善などがあります。さらに免疫力を高めるだけでなく、アレルギー疾患を改善するなど過剰な免疫反応を抑える働きもあります。

アントロキノノールとは何ですか？

アントロキノノール（Antroquinonol®）とは、台湾原産のキノコ、ベニクスノキタケから世界で初めて発見・抽出された成分です。化学的にはシクロヘキサンケトン化合物で、全く新しい低分子構造を持っています。

台湾の製薬メーカーが、ベニクスノキタケ菌糸体から独自の製法で培養し、成分を凝縮していく過程で抽出された成分で、１０００キロのベニクスノキタケ菌糸体からわずか１ℓしか取り出すことができません。この製造技術を持つ一企業だけが特許を取得しており、製造することが可能になっています。

その後アントロキノノールは、様々ながんに効果があることがわかり、現在がんの新薬として研究開発が進められています。既に膵がん、非小細胞肺がんの臨床試験がアメリカと台湾で進んでおり、抗がん剤として臨床現場に登場する日は近いと考えられています。

「アントロキノノール」と「アントロキノノールに似た名前の成分」は同じような成分でしょうか？

「ビタミンＡ」と「ビタミンＣ」が全く異なるように、「アントロキノノール」と「アントロキノノールに似た名前の成分」は全く違います。アントロキノノールがこれまで１００億円以上の資金を投下して科学的に検証されてきた臨床試験や、さまざまな学術的研究は、アントロキノノール独自のもので、「アントロキノノールに似た名前の成分」に共通することは一切ありません。

本書のまえがきでも触れましたが、各種の効果効能や有効性が科学的検証によって明らかになったアントロキノノール含有エキスにおいても、これまでの地道な研究により学術界や利用者の間で高い評価を受け、高い著効実績から、愛飲する利用者が増えることをマーケットとして捉えられ、似たような名前の全く異なる内容のものが出てきてしまうのは、とても残念なことです。

そのようなものは満足な研究や臨床試験がなされていないため、名前を申請するだけで取得できる商標登録や、販売許可さえ得られれば取得できるＦＤＡなどの信憑性を高らかに宣伝しますが、利用者が期待する効能については科学的検証がなされているか疑問符のつくものがあり、しっかり確認する必要があります。

こうした類似成分を利用者が誤解して、間違ったまま利用されることは避けなければなりません。大事な命、取り返しがつかないことを避けるためにも、成分を常に確認し、信頼できるルートから正確に入手するということが大切です。

アントロキノノールは、どうしてがんに効果を発揮するのですか？

がん細胞の多くは、細胞分裂が止まらず無限に増殖を繰り返す性質を持っています。その理由の一つが、細胞増殖のスイッチと言われるＲａｓタンパクです。アントロキノノールは、このタンパクのスイッチをオフにすることによってがん細胞の増殖を止めるため、がん細胞は自然に死滅します。

正常な細胞には全て寿命があり、それは遺伝子に書き込まれています。寿命がくると細胞は自然に死んでいきます。これをアポトーシスといいますが、がん細胞はその機能が壊れているので、無限に増殖を繰り返しています。アントロキノノールは、そうしたがん細胞を自然死に導くアポトーシス作用で抗腫瘍効果を発揮するのです。

またアントロキノノールは、がん細胞が細胞周辺で起こす炎症を止める働きを持っています。炎症は細胞分裂を促進するので、がん細胞にとっては好都合な環境となります。アントロキノノールは炎症細胞に入り込んで、炎症性サイトカインの産生を妨げるため炎症はおさまり、間接的にがんの増殖を妨げます。

アントロキノノールはどんながんに効果があるのですか？

これまでヒトを対象とした臨床試験で、肺腺がん、肺大細胞がん、乳がん、膵がんなどでのがんの抑制効果が確かめられています。また乳がん、前立腺がんの骨転移において、アントロキノノールが溶骨現象を抑制すること、骨転移における疼痛の緩和作用もあることがわかっています。

動物実験の段階では、ラットを使った試験で乳腺がんに抑制作用があることが観察されています。

アントロキノノールの抗がん剤は存在しますか。抗がん剤である以上、副作用はあるのでしょうか。

まだ医薬品として医療現場で使われてはいませんが、現在アメリカと台湾で、非小細胞肺がんと膵がんの新薬として、承認に向けての臨床試験に入っています。医薬品化に向けての臨床試験は、通常第Ⅰ相試験、第Ⅱ相試験、第Ⅲ相試験という3段階があり、アントロキノノールは非小細胞肺がんは第Ⅱ相試験をクリアし、第Ⅲ相試験の準備段階です。膵がんでは第Ⅱ相試験の段階です。

このうち膵がんは、最も治癒の難しい難治性のがんで、効果的な抗がん剤はほとんどないとされています。アメリカではがんによる死亡原因の第4位です。

膵がんの特徴の1つに、その90％が細胞の増殖スイッチであるRasタンパクに異常がみられるため、これをオフにする働きを持つアントロキノノールに対する期待は非常に高いようです。

アントロキノノールの抗がん剤のすぐれたところは、副作用が少ないことです。多数のがん細胞（脳腫瘍、リンパ腫、白血病、肺がん、乳がん、肝臓がん、膵臓がん、胃がん、直腸がん、前立腺がん及び膀胱がん等）に対しては抗がん作用があること、一方正常な組織細胞に対しては全身毒性を有さないとされています。

アントロキノノールの安全性に関しては問題ありませんか。

まずヒトに対しては、90日間の経口投与による安全性試験を行っており、全く問題なしという結果になっています。

アントロキノノールの抗がん成分が日本で使われるのは、いつ頃になるでしょうか。

アントロキノノールの抗がん剤は、現在アメリカと台湾で臨床試験が行われているので、この国々で使われる日は近いと考えられます。しかしそれが日本の医療現場で使われるには、基本的には日本人を対象とした臨床試験を経なければなりません。これは医薬品に関する法律でもありますが、海外の人と日本人の体の違いに基づいたものです。

欧米人と日本人では体格に違いがあり、人種によっても体内の酵素に違いがあります。「海外旅行に行った先で飲んだ薬が合わなかった」というのはよくあることで、医学的にも当然なことです。

従って残念ですが、アントロキノノールの抗がん成分が日本の医療現場で使われるには、何年も先になると考えた方がよいでしょう。

あとがき

医療を賢く活用し自ら最善の治療法を選択する時代

今日がん患者さんの多くが、サプリメントなどの補完代替療法を利用しておられます。調査によるとその数は患者さんの約半数に上るそうです。

この調査に多くの医師や専門家は衝撃を受けたようですが、驚くには値しません。がん治療が完璧なものでない以上、治るという確証がない以上、誰もが補完代替療法を試みるでしょう。おそらく医師であっても、いざとなればそうするに違いありません。

補完代替療法の中心はサプリメント、健康補助食品です。膨大な種類の中から何を選ぶかは至難の業ですが、情報化社会によって多くの人が自分にふさわしいサプリメントを選びやすくなったと感じます。

本書の第1章の後半に、ご自身がサプリメントとしてアントロキノノール含有エキスを選んで使っている方が登場しますが、みなさん大変に理性的で、がんとがん治療に対する造詣《ぞうけい》の深さに驚かされました。

どなたもアントロキノノール含有エキスだけで、がんが治るとは考えておられません。手術や抗がん剤、放射線などの治療を受けながら、治療によって低下する免疫力を上げたい、抗がん剤治療を成功させたいといった動機でアントロキノノール含有エキスを使っておられました。そうしてその意図通りの結果を導き出しておられます。

かなり難しいがんであっても回復し、お元気になられているのは、がん治療と補完代替療法を上手に選択し、ご自身にとって最良の方法を構築しておられるからだと思います。

この方々が選んだのは、アントロキノノール含有エキスという特殊なサプリメントです。これは、何とアメリカと台湾で臨床試験が進む抗がん剤から転用されたものです。

こうした科学的根拠がしっかりしたサプリメントが存在することは、テクノロジーの高度化や情報化が進んだ21世紀の今日だからこそです。病院を選び、医師を選び、治療法を選び、サプリメントを選ぶ。これからは、さらに患者さんが賢く医療を利用する時代になるでしょう。アントロキノノール含有エキスは、そうした時代にふさわしいエビデンス（科学的証拠）のあるサプリメントだと思います。

今回、取材にご協力いただいたみなさん、ありがとうございました。これからも賢く医療を活用し、どうぞお元気で楽しくお過ごしください。感謝の言葉で本書のあとがきとさせていただきます。

木下カオル

◉ 監修者プロフィール

前山 和宏（まえやま・かずひろ）

医師／メディアートクリニック院長

1990年 4月　日本大学医学部卒業。医師国家試験合格
1990年 5月　財団法人天理よろづ相談所病院
　　　　　　総合診療教育部 研修医
1992年 5月　国立東京第二病院(現、東京医療センター)
　　　　　　総合診療科・消化器科 レジデント
1995年 5月　特定医療法人 慈敬会 府中医王病院
　　　　　　内科・在宅医療部 医員
1998年 5月　医療法人社団 同友会クリニック 院長
1999年 5月　医療法人社団 東仁会
　　　　　　高尾駅前クリニック 院長
2004年 4月　前山クリニック 院長
2010年 4月　メディアートクリニック 院長
2012年 4月　医療法人社団鳳龍会 メディアートクリニック 理事長・院長

◉ 著者プロフィール

木下カオル

医療ジャーナリスト

1959年生まれ。出版社勤務を経てフリーランスのジャーナリストとなる。リウマチや糖尿病などを始めとした生活習慣病やがんなどをテーマに健康、医療分野の執筆活動を展開中。

本書を最後までお読みいただきまして
ありがとうございました。

本書の内容についてご質問などがございましたら、
小社編集部までご連絡ください。

総合科学出版編集部

TEL:03-6821-3013

FAX: 03-3291-8905

がんを治した人たちが密かにやっていたこと

2018年　1月31日　初版第1刷
2023年　2月20日　　　第8刷

著　者　　木下カオル
監修者　　前山和宏

発行人　　西村 貢一
発行所　　株式会社 総合科学出版
〒101-0052
東京都千代田区神田小川町3-2 栄光ビル
TEL　03-6821-3013
URL　http://www.sogokagaku-pub.com/

印刷・製本　ベクトル印刷株式会社

ISBN978-4-88181-359-1